FAMILIARES Y AMIGOS

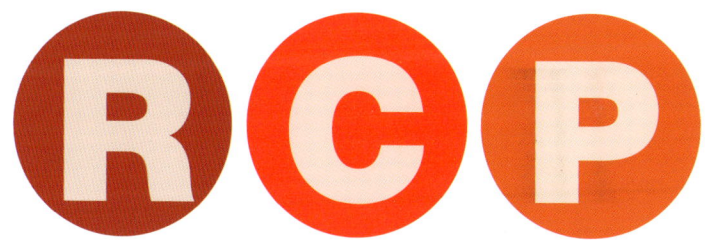

LIBRO DEL ESTUDIANTE

© 2017 American Heart Association
Impreso en los Estados Unidos de América: Orora Visual, LLC, 3210 Innovative Way, Mesquite, Texas 75149, EE. UU. ISBN: 978-1-61669-605-4. Edición en español 15-2326. Fecha de impresión: 7/22

Edición original en inglés
Family and Friends CPR Student Manual
© 2016 American Heart Association

Agradecimientos

La American Heart Association agradece a las siguientes personas su colaboración en la elaboración de este libro: Jeff A. Woodin, NREMT-P; Mary Fran Hazinski, RN, MSN; Robert Lee Hanna; Matthew A. Collom, CMA, NREMT-P; Michael Nilsen, MPhil, NREMT; Hilary Thomas-Oliver; y el equipo del proyecto Familiares y amigos RCP de la AHA.

Edición en español: Fabián C. Gelpi; Dra. Maria Isabel García Vega, Dr. Alfredo Sierra Unzueta; y el equipo de proyecto internacional de Familiares y amigos RCP de la AHA.

 Para encontrar actualizaciones o correcciones sobre este texto, visite el sitio **www.international.heart.org**, navegue hasta la página de este curso y haga clic en "Updates" (Actualizaciones).

Contenido

Introducción   **1**

Apartado 1   **3**
    RCP y DEA en adultos: RCP usando solo las manos y RCP con ventilaciones   *3*
    La obstrucción en el adulto   *27*

Apartado 2   **33**
    RCP y DEA en niños: Compresiones y ventilaciones   *33*
    La obstrucción en el niño   *48*

Apartado 3   **55**
    RCP en lactantes: Compresiones y ventilaciones   *55*
    La obstrucción en el lactante   *66*

Conclusión   **71**

es por **la vida.**®

En la American Heart Association, queremos que las personas sigan disfrutando de los momentos maravillosos de la vida. Por eso, nos hemos propuesto mejorar la salud del corazón y del cerebro. Es también la razón que nos lleva a renovar nuestro compromiso con un excelente entrenamiento, con llevar la ciencia de la reanimación a la vida de las personas, a través de una colaboración sincera con usted. Solamente mediante nuestra colaboración y dedicación continuas podemos cambiar de verdad las cosas y salvar vidas.

Hasta el día en el que en el mundo no haya cardiopatías ni accidentes cerebrovasculares, la American Heart Association seguirá existiendo y colaborando con usted para que todos podamos disfrutar de una vida más saludable y larga.

¿Por qué hacemos lo que hacemos?
es por **la vida.**

Es por la vida es una forma de celebrar la vida. Es una forma sencilla pero poderosa de responder a la pregunta de por qué deberíamos cultivar la salud de nuestro corazón y nuestra mente. También explica por qué hacemos lo que hacemos: salvar vidas. Todos los días.

Le animamos a descubrir su **motivación** y a compartirla con otras personas. Pregúntese cuáles son esos momentos, personas y experiencias por los que vive. ¿Qué cosas le reportan alegría, admiración y felicidad? ¿Por qué colaboro con la AHA para salvar vidas? ¿Por qué me importan los cuidados cardiovasculares? Responda a estas preguntas y encontrará su **motivación**.

Instrucciones

En el dorso de esta página se le ofrece la oportunidad de participar en la misión de la AHA y en la campaña **Es por la vida**. Solo tiene que rellenar el espacio en blanco con la palabra que describa su **motivación**.

Comparta su lema **"Es por _____"** con las personas a las que quiere y pídales que descubran lo que les **mueve**.

Háblelo. Compártalo. Publíquelo. Vívalo.   #esporlavida   #RCPsalvavidas

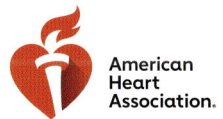

Es por _____.

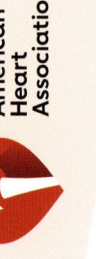

Introducción

Bienvenido al curso Familiares y amigos RCP. Cualquier persona puede sufrir un paro cardíaco súbito en el momento menos pensado. Le puede ocurrir a sus vecinos, amigos y familiares. Al aprender las habilidades de RCP, puede aumentar las probabilidades de supervivencia de una persona en paro cardíaco. Está en sus manos ayudar. Puede contribuir a salvar la vida de una persona.

Con este libro y el video del curso aprenderá las técnicas de RCP. Durante este curso tendrá muchas oportunidades para practicar sus habilidades. Practicará mientras se sirve del video para que le guíe en la actividad a realizar.

Utilice este libro de la siguiente manera:

- Antes del curso: lea el libro.
- Durante el curso: utilice el libro para entender la información y habilidades necesarias.
- Después del curso: repase el libro. Cuanto más repase el libro, mejor recordará la información importante que contiene.

Este libro consta de los siguientes apartados:

Apartado 1

- RCP y DEA en adultos: RCP usando solo las manos y RCP con ventilaciones
- La obstrucción en el adulto

Apartado 2

- RCP y DEA en niños: Compresiones y ventilaciones
- La obstrucción en el niño

Apartado 3
- RCP en lactantes: Compresiones y ventilaciones
- La obstrucción en el lactante

Apartado 1
RCP y DEA en adultos: RCP usando solo las manos y RCP con ventilaciones

Puntos de aprendizaje

Al término de esta sección, podrá

- Describir los pasos necesarios para realizar la RCP usando solo las manos en un adulto
- Realizar la RCP usando solo las manos en un adulto
- Describir los pasos necesarios para realizar la RCP con ventilaciones en un adulto
- Realizar la RCP con ventilaciones en un adulto
- Describir el modo de usar un DEA en un adulto
- Usar un DEA cuando se encuentre disponible para un adulto que precise RCP

Definiciones y factores importantes

RCP es la sigla de *reanimación cardiopulmonar*. *Cardio* se refiere al *corazón* y *pulmonar* se refiere a los *pulmones*. La RCP puede ayudar a una persona cuyo corazón ha dejado de latir.

En esta parte del libro, aprenderá a realizar la RCP usando solo las manos y la RCP con ventilaciones a un adulto. En la RCP usando solo las manos aprenderá a realizar compresiones torácicas comprimiendo fuerte y rápido en el centro del pecho. En la RCP con ventilaciones en adultos realizará compresiones torácicas y también administrará ventilaciones. Asimismo, aprenderá a utilizar un desfibrilador externo automático (DEA), que es capaz de aplicar una descarga al corazón si es necesario para ayudarlo a volver a funcionar correctamente.

En este curso, por adulto se entiende a cualquier persona que ha pasado la pubertad o está en esa fase.

Una persona que *responde* es alguien que se mueve, habla, parpadea o reacciona de alguna otra forma cuando se lo golpea suavemente y se le pregunta si se encuentra bien. Una persona que *no responde* no hace nada cuando se la golpea suavemente y se la pregunta si se encuentra bien.

Temas de RCP en adultos
1. RCP usando solo las manos en adultos y DEA
2. RCP con ventilaciones en adultos y DEA
3. Utilización de un DEA en circunstancias especiales
4. Más información sobre las llamadas al número local de emergencias

Tema 1: RCP usando solo las manos en adultos y DEA

Definiciones y factores importantes

La cadena de supervivencia para adultos de la American Heart Association muestra las acciones más importantes para tratar el paro cardíaco en adultos cuando este se produce fuera de un hospital.

El primer eslabón en la cadena de supervivencia para adultos consiste en reconocer la emergencia y llamar pidiendo ayuda (Figura 1). Usted es el primer eslabón de la cadena de supervivencia. El segundo eslabón consiste en realizar las compresiones y, el tercero, en la utilización de un DEA. Hoy, va a aprender los tres primeros eslabones. El cuarto y el quinto están pensados para los profesionales de la salud que prestan cuidados avanzados después de un paro cardíaco.

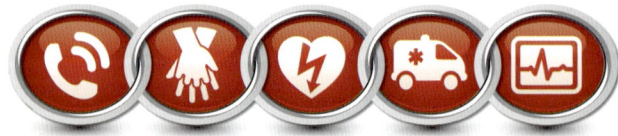

Figura 1. La cadena de supervivencia para adultos.

Acción: Comprobar que la escena sea segura	Antes de evaluar si es necesaria la RCP, asegúrese de que la escena sea segura. Fíjese en cualquier circunstancia a su alrededor que pudiera dañarlo a usted o a la persona a la que está ayudando.
Acción: Golpear suavemente a la víctima y dirigirse a ella en voz alta	Compruebe si la víctima responde (Figura 2). Golpéelo suavemente y pregunte en voz alta: "¿Está bien? ¿Está bien?" Si no se mueve, no habla, no parpadea, ni reacciona de ninguna otra forma, significa que no responde.

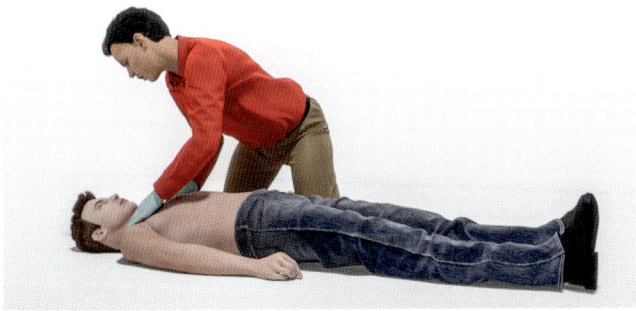

Figura 2. Golpee suavemente a la víctima y diríjase a ella en voz alta.

Acción: Pedir ayuda	Si la víctima no responde, es importante que pida ayuda (Figura 3). Usted mismo u otra persona debe llamar al número local de emergencias. Consiga un DEA si hay alguno disponible.

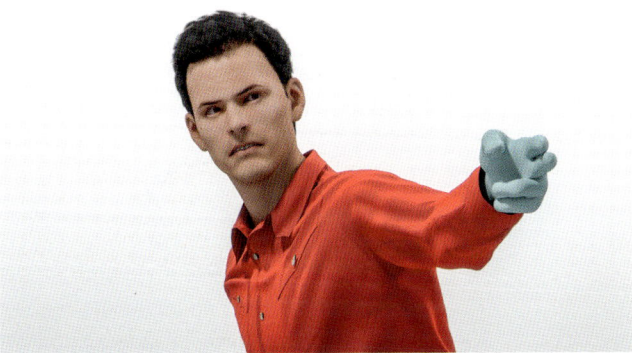

Figura 3. Pida ayuda.

Acción: **Llamar al número local de emergencias**	Cuando pida ayuda, si acude alguien, dígale a esa persona que llame al número local de emergencias y que consiga un DEA. Sea conciso. Asegúrese de que esa persona haya comprendido lo que tiene que hacer.
	Si acuden varias personas, diríjase a una sola de ellas, establezca contacto ocular y dígale: "Usted, llame al número local de emergencias y consiga un DEA".
	Si está solo y tiene un teléfono móvil, llame al número local de emergencias y ponga el teléfono en modo altavoz.
	No cuelgue hasta que el operador del número local de emergencias le diga que puede hacerlo. Responder a las preguntas del operador no retrasará la llegada de la ayuda. El operador telefónico de emergencias podría darle instrucciones o guiarlo en los pasos de la RCP.
	Si nadie acude a ayudarlo y no tiene un teléfono a mano, deje a la víctima para ir a llamar al número local de emergencias y consiga un DEA si hay alguno cerca. Use el DEA inmediatamente.
Acción: **Comprobar la respiración**	Si la persona no responde, compruebe la respiración (Figura 4). Mire desde la cabeza hasta el pecho para ver si la persona está respirando. Compruebe durante al menos 5 segundos pero no más de 10. Si no respira con normalidad o si solo jadea o boquea, es necesario iniciar la RCP.
	Cuando una persona jadea o boquea, toma aire muy rápido. Podría abrir la boca y mover la mandíbula, la cabeza o el cuello. Los jadeos o boqueos pueden sonar como un resoplido, ronquido o gemido. Pueden parecer respiraciones forzadas o débiles. Puede transcurrir un tiempo entre jadeos o boqueos porque normalmente siguen un ritmo lento.
	El jadeo o boqueo no es una respiración normal. Es un signo de paro cardíaco en alguien que no responde.

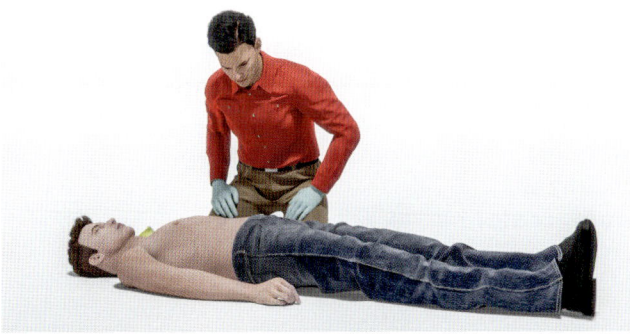

Figura 4. Compruebe la respiración.

Acción: Si la víctima respira con normalidad pero no responde

Si la víctima respira con normalidad pero no responde, póngala de costado y espere a que llegue ayuda especializada y asuma el control. Al colocar a la víctima de costado, se favorece que la vía aérea permanezca abierta en caso de que vomite. Si la víctima deja de respirar o solo jadea o boquea, póngala boca arriba e inicie la RCP.

Acción: Realizar compresiones

Cuando realice compresiones, comprima fuerte y rápido en el centro del pecho. Cuando las compresiones se realizan correctamente, sirven para bombear sangre al cerebro y al corazón.

A menudo, no se comprime lo bastante fuerte por temor a lastimar a la víctima. Si el corazón de una persona se detiene, no sobrevivirá a menos que alguien le realice la RCP lo más rápidamente posible. Hay que comprimir con fuerza. Es mejor comprimir demasiado fuerte que con fuerza insuficiente. Lo que usted haga siempre será de ayuda.

Si un adulto o un adolescente necesita RCP, puede ayudar mucho con solo comprimir fuerte y rápido en el centro del pecho. Esta acción se denomina "RCP usando solo las manos". Cuando realice la RCP, comprima en el pecho **al menos 5 cm (2 pulgadas)** con una frecuencia de **100 a 120 compresiones por minuto**. Tras cada compresión, deje que el **pecho vuelva** a su posición normal.

Trate de no parar las compresiones por ningún motivo durante más de unos pocos segundos.

Acción: Realizar compresiones

Siga estos pasos para comprimir fuerte y rápido.

Paso	Acción
1	Asegúrese de que la víctima está tendida de espaldas en una superficie plana y firme.
2	Quite la ropa.
3	Coloque la base de una mano en la mitad inferior del esternón (Figura 5A). Coloque la base de la otra mano encima de la primera (Figura 5B).
4	Comprima **al menos 5 cm (2 pulgadas)** a una frecuencia de **100 a 120 compresiones por minuto**. Cuente las compresiones en voz alta.
5	Tras cada compresión, deje que el **pecho vuelva** a su posición normal.

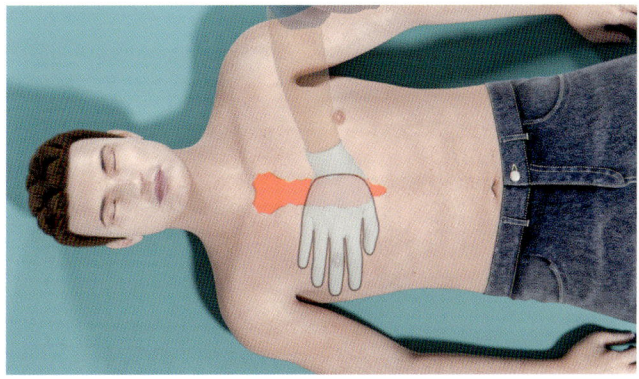

A

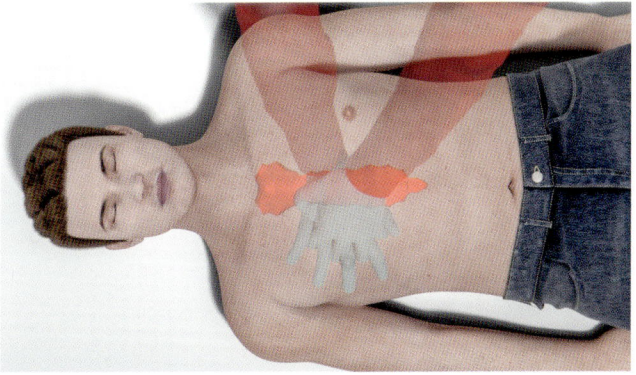

B

Figura 5. Compresiones en el pecho. **A**, Coloque la base de una mano en la mitad inferior del esternón. **B**, Coloque la otra mano encima de la primera.

Acción: Turnarse

Realizar compresiones es importante y hacerlo bien es agotador. Cuanto más cansado esté, menos efectivas serán. Si hay alguien más que sepa cómo realizar compresiones, túrnense. Cambien las funciones cada 2 minutos; háganlo rápidamente para no interrumpir las compresiones (Figura 6). Trabajen recordándose mutuamente que deben comprimir **al menos 5 cm (2 pulgadas)** y a una frecuencia de **100 a 120 compresiones por minuto**, y dejando que el **pecho vuelva** a su posición normal tras cada compresión.

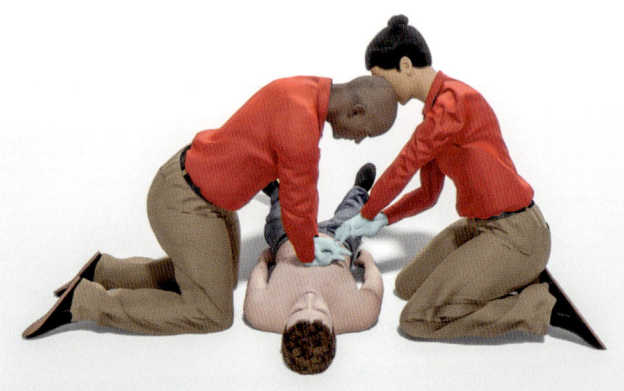

Figura 6. Cambio de reanimadores.

Acción: Usar un DEA

DEA es la sigla de *desfibrilador externo automático*. Un DEA es una máquina que tiene incorporado un ordenador capaz de aplicar una descarga al corazón y ayudarlo a que comience a funcionar bien de nuevo (Figura 7).

La RCP combinada con el uso de un DEA proporciona la mayor probabilidad de salvar la vida de una persona que ha sufrido un paro cardíaco. Si es posible, utilice un DEA cada vez que practique la RCP.

Muchas empresas y lugares públicos cuentan ahora con un DEA que se puede utilizar en caso de paro cardíaco. Si hay alguno disponible, pida a alguien que llame al número local de emergencias y le traiga el DEA. Los DEA normalmente se colocan en la pared y están señalizados para poder localizarlos.

Los DEA son seguros, precisos y fáciles de usar. Una vez encendido el DEA, siga las indicaciones. El DEA comprobará si la víctima necesita una descarga y administrará una automáticamente o le dirá cuándo administrar una.

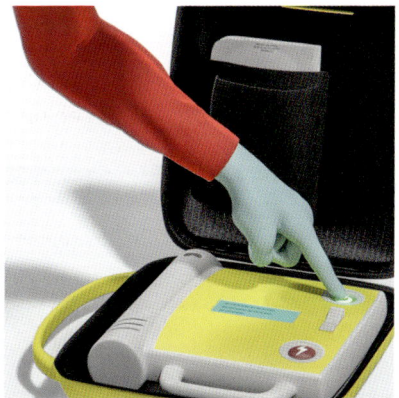

Figura 7. Un DEA.

Cuándo usar un DEA

Use un DEA si una persona no responde y no respira con normalidad o solo jadea o boquea. Si tiene acceso a un DEA, úselo en cuanto lo tenga a mano.

Acción: Encender el DEA

Para usar un DEA, enciéndalo pulsando el botón de encendido o levantando la tapa. Una vez encendido, le irá dando indicaciones con todo lo que debe hacer.

Acción: Colocar los parches de desfibrilación

Algunos DEA tienen parches de adultos y pediátricos. Asegúrese de usar parches de desfibrilación para adulto si la víctima tiene 8 años o más.

Quite el papel protector del parche. Siguiendo los dibujos de los parches, colóquelos en el pecho desnudo de la víctima.

Acción: Alejarse de la víctima si se recomienda una descarga

Deje que el DEA compruebe el ritmo cardíaco. No debe tocar a la víctima. Si el DEA recomienda una descarga, le advertirá que se aleje de la víctima. En ese caso, diga en voz alta "Aléjense". Antes de pulsar el botón de descarga, asegúrese de que nadie está tocando a la víctima.

Pasos para utilizar un DEA en un adulto

Use el DEA tan pronto como esté disponible. Estos son los pasos para utilizar un DEA en un adulto:

Paso	Acción
1	Encienda el DEA y siga las instrucciones. ■ Enciéndalo levantando la tapa o pulsando el botón de encendido (Figura 7). ■ Siga las indicaciones que le dirán todo lo que debe hacer.
2	Coloque los parches de desfibrilación para adulto. ■ Quite el papel protector del parche. ■ Siguiendo los dibujos de los parches, colóquelos en el pecho desnudo de la víctima. Asegúrese de que los parches no estén en contacto entre sí.
3	Deje que el DEA compruebe el ritmo cardíaco. ■ Diga en voz alta "Aléjense" y asegúrese de que nadie está tocando a la víctima. ■ El DEA comprobará el ritmo cardíaco. ■ Si no es necesaria una descarga, reinicie la RCP.
4	Pida a los presentes que se aparten y administre una descarga si es necesario. ■ Diga en voz alta "Aléjense" y asegúrese de que nadie está tocando a la víctima. ■ Pulse el botón de descarga. ■ Reinicie inmediatamente la RCP.

Acción:
Repaso

En la siguiente tabla se muestran todos los pasos de la RCP usando solo las manos:

Paso	Acción
1	Compruebe que la escena sea segura.
2	Golpee suavemente a la víctima y diríjase a ella en voz alta.
3	Pida ayuda.
4	Llame al número local de emergencias y consiga un DEA. ■ Si acude alguien para ayudar, dígale que llame al número local de emergencias y que consiga un DEA. ■ Si está solo y tiene un teléfono móvil, llame al número local de emergencias, ponga el teléfono en modo altavoz y consiga un DEA si lo hubiera. ■ Si está solo y no tiene un teléfono móvil, deje a la víctima para llamar al número local de emergencias y consiga un DEA si lo hubiera. Regrese con la víctima. ■ Use el DEA en cuanto lo tenga.
5	Compruebe la respiración. Si la persona no responde y no respira con normalidad o solo jadea o boquea, **administre la RCP**.
6	Realice las compresiones. ■ Asegúrese de que la víctima está tendida de espaldas en una superficie plana y firme. ■ Quite la ropa. ■ Coloque la base de una mano en la mitad inferior del esternón. Coloque la base de la otra mano encima de la primera. ■ Comprima **al menos 5 cm (2 pulgadas)** a una frecuencia de **100 a 120 compresiones por minuto**. ■ Tras cada compresión, deje que el **pecho vuelva** a su posición normal. ■ Continúe hasta que llegue ayuda especializada y asuma el control o hasta que la víctima responda.

Tema 2: RCP con ventilaciones en adultos y DEA

Definiciones y factores importantes

Cuando el corazón de una persona adulta deja de latir, es muy importante iniciar la RCP de inmediato. Incluso si solo realiza compresiones, estará siendo de gran ayuda. Aunque puede ayudar incluso más administrando ventilaciones. Cuando una persona no puede respirar, su corazón deja de latir. Algunos ejemplos de casos en los que ocurre esto son cuando una persona sufre un ahogamiento, una lesión grave o una sobredosis de fármacos.

Acción: Comprobar que la escena sea segura

Antes de evaluar si es necesaria la RCP, asegúrese de que la escena sea segura. Fíjese en cualquier circunstancia a su alrededor que pudiera dañarlo a usted o a la persona a la que está ayudando.

Acción: Golpear suavemente a la víctima y dirigirse a ella en voz alta

Compruebe si la víctima responde (Figura 8). Golpéelo suavemente y pregunte en voz alta: "¿Está bien? ¿Está bien?" Si no se mueve, no habla, no parpadea, ni reacciona de ninguna otra forma, significa que no responde.

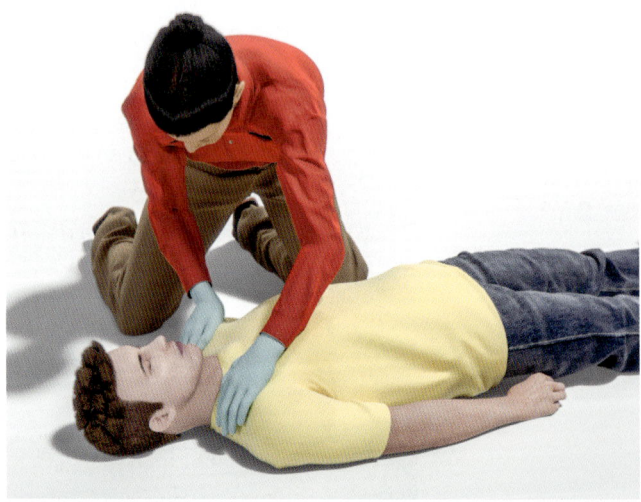

Figura 8. Golpee suavemente a la víctima y diríjase a ella en voz alta.

Acción: Pedir ayuda

Si la víctima no responde, es importante que pida ayuda (Figura 9). Usted mismo u otra persona debe llamar al número local de emergencias. Consiga un DEA si hay alguno disponible.

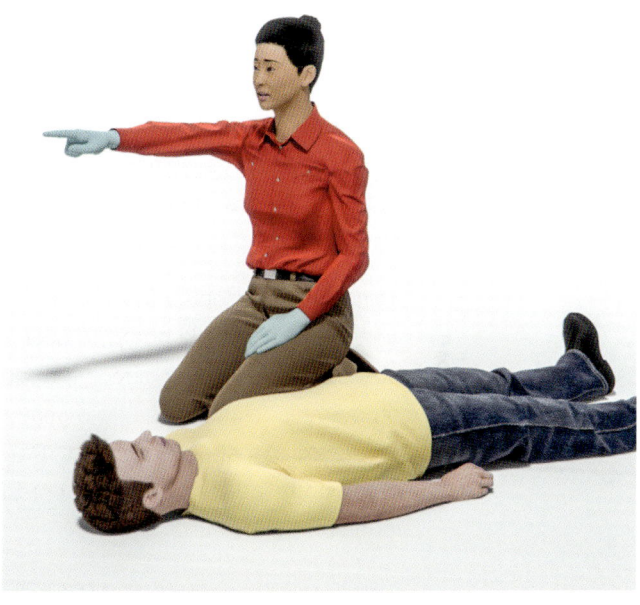

Figura 9. Pida ayuda.

Acción: Llamar al número local de emergencias y conseguir un DEA

Cuando pida ayuda, si acude alguien, dígale a esa persona que llame al número local de emergencias y que consiga un DEA. Sea conciso. Asegúrese de que esa persona haya comprendido lo que tiene que hacer.

Si acuden varias personas, diríjase a una sola de ellas, establezca contacto ocular y dígale: "Usted, llame al número local de emergencias y consiga un DEA".

Si está solo y tiene un teléfono móvil, llame al número local de emergencias y ponga el teléfono en modo altavoz.

No cuelgue hasta que el operador telefónico de emergencias le diga que puede hacerlo. Responder a las preguntas del operador no retrasará la llegada de la ayuda. El operador telefónico de emergencias podría darle instrucciones o guiarlo en los pasos de la RCP.

Si nadie acude a ayudarlo y no tiene un teléfono a mano, deje a la víctima para ir a llamar al número local de emergencias y consiga un DEA si hay alguno cerca. Use el DEA inmediatamente.

Acción: Comprobar la respiración

Si la persona no responde, compruebe la respiración (Figura 10). Mire desde la cabeza hasta el pecho para ver si la persona está respirando. Compruebe durante al menos 5 segundos pero no más de 10. Si no respira con normalidad o si solo jadea o boquea, es necesario iniciar la RCP.

Cuando una persona jadea o boquea, toma aire muy rápido. Podría abrir la boca y mover la mandíbula, la cabeza o el cuello. Los jadeos o boqueos pueden sonar como un resoplido, ronquido o gemido. Pueden parecer respiraciones forzadas o débiles. Puede transcurrir un tiempo entre jadeos o boqueos porque normalmente siguen un ritmo lento.

El jadeo o boqueo no es una respiración normal. Es un signo de paro cardíaco en alguien que no responde.

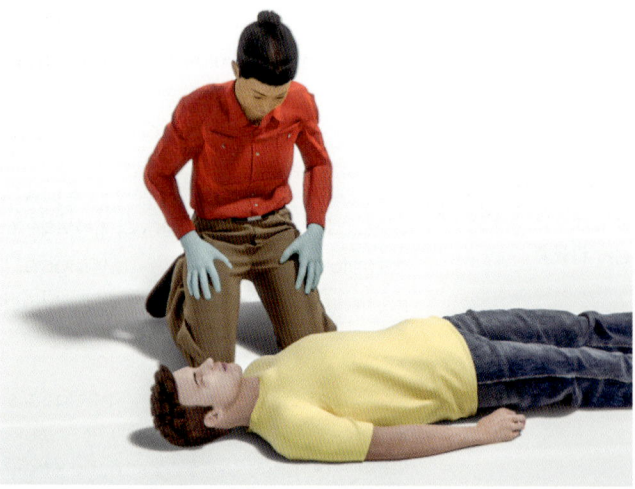

Figura 10. Compruebe la respiración.

Acción: Si la víctima respira con normalidad pero no responde	Si la víctima respira con normalidad pero no responde, póngala de costado y espere a que llegue ayuda especializada y asuma el control. Al colocar a la víctima de costado, se favorece que la vía aérea permanezca abierta en caso de que vomite. Si la víctima deja de respirar o solo jadea o boquea, póngala boca arriba e inicie la RCP.
Acción: Realizar compresiones	Cuando realice compresiones, comprima fuerte y rápido en el centro del pecho. Cuando las compresiones se realizan correctamente, sirven para bombear sangre al cerebro y al corazón. A menudo, no se comprime lo bastante fuerte por temor a lastimar a la víctima. Si el corazón de una persona se detiene, no sobrevivirá a menos que alguien le realice la RCP lo más rápidamente posible. Hay que comprimir con fuerza. Es mejor comprimir demasiado fuerte que con fuerza insuficiente. Lo que usted haga siempre será de ayuda. La RCP suele consistir en la administración de 30 compresiones y 2 ventilaciones. Si alguien necesita la RCP, puede ayudar mucho con solo comprimir fuerte y rápido en el centro del pecho. La maniobra consistente en realizar solamente compresiones sin ventilaciones se denomina "RCP usando solo las manos".
Acción: Realizar compresiones	Siga estos pasos para comprimir fuerte y rápido.

Paso	Acción
1	Asegúrese de que la víctima está tendida de espaldas en una superficie plana y firme.
2	Quite la ropa.
3	Coloque la base de una mano en la mitad inferior del esternón (Figura 11A). Coloque la base de la otra mano encima de la primera (Figura 11B).

(continuación)

(continuación)

4	Comprima **al menos 5 cm (2 pulgadas)** a una frecuencia de **100 a 120 compresiones por minuto**. Cuente las compresiones en voz alta.
5	Tras cada compresión, deje que el pecho vuelva a su posición normal.

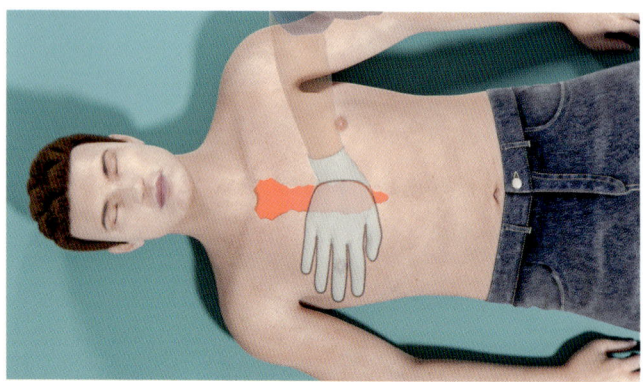

A

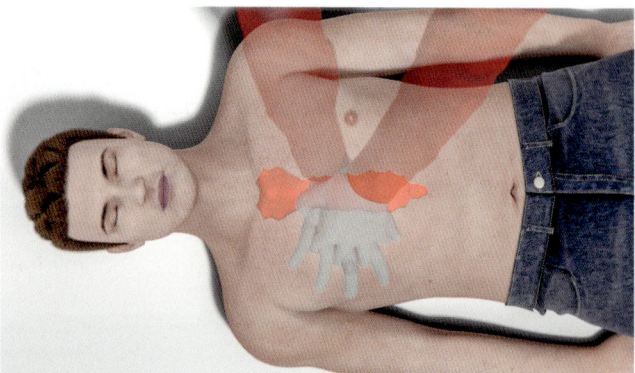

B

Figura 11. Compresiones en el pecho. **A**, Coloque la base de una mano en la mitad inferior del esternón. **B**, Coloque la otra mano encima de la primera.

Acción: Turnarse

Realizar compresiones es importante y hacerlo bien es agotador. Cuanto más cansado esté, menos efectivas serán. Si hay alguien más que sepa cómo realizar compresiones, túrnense. Cambien las funciones cada 2 minutos; háganlo rápidamente para no interrumpir las compresiones. Trabajen recordándose mutuamente que deben comprimir **al menos 5 cm (2 pulgadas)** y a una frecuencia de **100 a 120 compresiones por minuto**, y dejando que el **pecho vuelva** a su posición normal tras cada compresión.

Apertura de la vía aérea y administración de las ventilaciones

Ahora que ha practicado la realización de compresiones, es el momento de pasar a la siguiente habilidad importante de la RCP en adultos: las ventilaciones. La administración de ventilaciones de boca a boca es una forma rápida y eficaz de proporcionar el oxígeno tan necesario a un adulto que no responde ni respira.

Cuando administre ventilaciones, debe insuflar una cantidad de aire suficiente para hacer que el pecho se eleve. Cuando el pecho se eleva, significa que el adulto ha recibido suficiente aire.

Estos son los pasos para abrir la vía aérea y realizar las ventilaciones.

Acción: Abrir la vía aérea

Antes de las ventilaciones, abra la vía aérea. Esto levanta la lengua de la parte posterior de la garganta para asegurar que las ventilaciones introducen aire en los pulmones. Siga estos pasos para abrir la vía aérea:

Paso	Acción
1	Ponga una mano en la frente y los dedos de la otra mano en el hueso del mentón de la víctima.
2	Extienda la cabeza hacia atrás y levante el mentón.

19

Acción:
Realizar ventilaciones

Siga estos pasos para realizar las ventilaciones:

Paso	Acción
1	Mantenga abierta la vía aérea de la víctima.
2	Cierre la nariz con los dedos índice y pulgar. Inspire normalmente. Ponga su boca sobre la boca de la víctima.
3	**Realice 2 ventilaciones** (ventile durante 1 segundo en cada una). Observe si el **pecho se eleva** con cada ventilación.

Qué hacer si el pecho no se eleva

Si realiza una ventilación y no aprecia elevación torácica, vuelva a abrir la vía aérea llevando la cabeza a su posición normal. A continuación, abra la vía nuevamente extendiendo la cabeza y elevando el mentón. Repita la ventilación. Compruebe que hay elevación del pecho.

No deje de realizar las compresiones durante más de 10 segundos para administrar las 2 ventilaciones. Si el pecho no se eleva al cabo de 10 segundos, repita las compresiones fuertes y rápidas en el centro del pecho.

Acción:
Usar un DEA

DEA es la sigla de *desfibrilador externo automático*. Un DEA es una máquina que tiene incorporado un ordenador capaz de aplicar una descarga al corazón y ayudarlo a que comience a funcionar bien de nuevo (Figura 12).

La RCP combinada con el uso de un DEA proporciona la mayor probabilidad de salvar la vida de una persona que ha sufrido un paro cardíaco. Si es posible, utilice un DEA cada vez que practique la RCP.

Muchas empresas y lugares públicos cuentan ahora con un DEA que se puede utilizar en caso de paro cardíaco. Si hay alguno disponible, pida a alguien que llame al número local de emergencias y le traiga el DEA. Los DEA normalmente se colocan en la pared y están señalizados para poder localizarlos.

Los DEA son seguros, precisos y fáciles de usar. Una vez encendido el DEA, siga las indicaciones. El DEA analizará si la víctima necesita una descarga y administrará una automáticamente o le dirá cuándo administrar una.

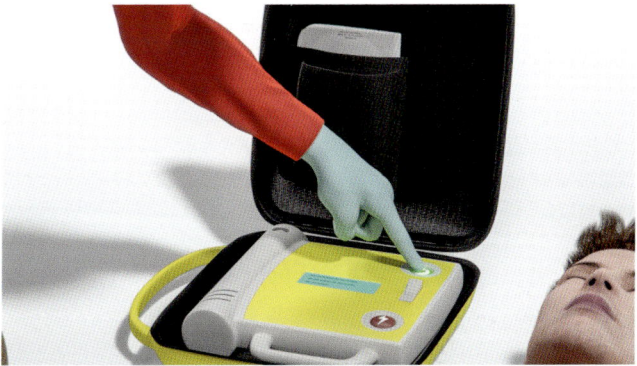

Figura 12. Un DEA.

Cuándo usar un DEA

Use un DEA si una persona no responde y no respira con normalidad o solo jadea o boquea. Si tiene acceso a un DEA, úselo en cuanto lo tenga a mano.

Acción: Encender el DEA

Para usar un DEA, enciéndalo pulsando el botón de encendido o levantando la tapa. Una vez encendido, le irá dando indicaciones con todo lo que debe hacer.

Acción: Colocar los parches de desfibrilación

Algunos DEA tienen parches de adultos y pediátricos. Asegúrese de usar parches de desfibrilación para adulto si la víctima tiene 8 años o más.

Quite el papel protector del parche. Siguiendo los dibujos de los parches, colóquelos en el pecho desnudo de la víctima.

**Acción:
Alejarse de la víctima si se recomienda una descarga**

Deje que el DEA compruebe el ritmo cardíaco. No debe tocar a la víctima. Si el DEA recomienda una descarga, le advertirá que se aleje de la víctima. En ese caso, diga en voz alta "Aléjense". Antes de pulsar el botón de descarga, asegúrese de que nadie está tocando a la víctima.

Pasos para utilizar un DEA en un adulto

Use el DEA tan pronto como esté disponible. Estos son los pasos para utilizar un DEA en un adulto:

Paso	Acción
1	Encienda el DEA y siga las instrucciones. ■ Enciéndalo levantando la tapa o pulsando el botón de encendido (Figura 12). ■ Siga las indicaciones que le dirán todo lo que debe hacer.
2	Coloque los parches de desfibrilación para adulto. ■ Quite el papel protector del parche. ■ Siguiendo los dibujos de los parches, colóquelos en el pecho desnudo de la víctima. Asegúrese de que los parches no estén en contacto entre sí.
3	Deje que el DEA compruebe el ritmo cardíaco. ■ Diga en voz alta "Aléjense" y asegúrese de que nadie está tocando a la víctima. ■ El DEA comprobará el ritmo cardíaco. ■ Si no es necesaria una descarga, reinicie la RCP.
4	Pida a los presentes que se aparten y administre una descarga si es necesario. ■ Diga en voz alta "Aléjense" y asegúrese de que nadie está tocando a la víctima. ■ Pulse el botón de descarga. ■ Reinicie inmediatamente la RCP.

Acción: Repaso

En la siguiente tabla se muestran todos los pasos de la RCP con ventilaciones en adultos:

Paso	Acción
1	Compruebe que la escena sea segura.
2	Golpee suavemente a la víctima y diríjase a ella en voz alta.
3	Pida ayuda.
4	Llame al número local de emergencias y consiga un DEA. ■ Si acude alguien para ayudar, dígale que llame al número local de emergencias y que consiga un DEA. ■ Si está solo y tiene un teléfono móvil, llame al número local de emergencias, ponga el teléfono en modo altavoz y consiga un DEA si lo hubiera. ■ Si está solo y no tiene un teléfono móvil, deje a la víctima para llamar al número local de emergencias y consiga un DEA si lo hubiera. Regrese con la víctima. ■ Use el DEA en cuanto lo tenga.
5	Compruebe la respiración. ■ Si la persona no responde y no respira con normalidad o solo jadea o boquea, **inicie la RCP**.
6	Realice 30 compresiones. ■ Asegúrese de que la víctima está tendida de espaldas en una superficie plana y firme. ■ Quite la ropa. ■ Coloque la base de una mano en la mitad inferior del esternón. Coloque la base de la otra mano encima de la primera. ■ Comprima **al menos 5 cm (2 pulgadas)** a una frecuencia de **100 a 120 compresiones por minuto**. ■ Tras cada compresión, deje que el **pecho vuelva** a su posición normal.

(continuación)

(continuación)

7	Abra la vía aérea. ■ Ponga la palma de una mano en la frente de la víctima y los dedos de la otra mano debajo del mentón. ■ Extienda la cabeza hacia atrás y levante el mentón para abrir la vía aérea.
8	Realice 2 ventilaciones. ■ Apriete la nariz para cerrarla, cubra la boca de la víctima con la suya y realice 2 ventilaciones (ventile durante 1 segundo aproximadamente en cada una). ■ Observe si el pecho se eleva con cada ventilación.
9	Continúe con los ciclos. ■ Continúe realizando los ciclos de 30 compresiones y 2 ventilaciones hasta que llegue ayuda especializada y asuma el control o hasta que la víctima responda.

Tema 3: Utilización de un DEA en circunstancias especiales

Existen algunas situaciones especiales que podría tener que considerar antes de colocar los parches del DEA. Examine rápidamente a la víctima para comprobar si está en alguna de las siguientes situaciones antes de colocar los parches:

Si la víctima	Acción
Tiene mucho vello en el pecho que impide que se adhieran los parches	Rasure rápidamente la zona donde colocará los parches utilizando la rasuradora incluida en el maletín de transporte del DEA. o Quite el vello con un juego de parches de DEA (si hay más de un juego de parches disponibles): ■ Aplique los parches y presiónelos firmemente. ■ Despegue los parches con fuerza para quitar el vello del pecho. ■ Coloque el otro juego de parches sobre la piel.
Está tendida sobre el agua	Traslade rápidamente a la víctima a una zona seca.
Está tendida sobre la nieve o en un pequeño charco	Puede usar el DEA (no es necesario que el pecho esté completamente seco).
Tiene agua sobre el pecho	Seque rápidamente el pecho antes de colocar los parches.
Tiene implantado un desfibrilador o un marcapasos	No coloque el parche del DEA directamente sobre el dispositivo implantado. Puede colocar el parche junto al dispositivo. Siga los pasos normales de manejo del DEA.

(continuación)

(continuación)

| Tiene un parche de medicamento donde tiene que colocar el parche del DEA | No coloque el parche del DEA directamente sobre el parche de medicamento. Utilice guantes de protección y retire el parche de medicamento. Limpie la piel. Coloque los parches del DEA. |

Tema 4: Más información sobre las llamadas al número local de emergencias

Cómo responder a las preguntas del operador telefónico de emergencias

Cuando llame al número local de emergencias, manténgase al teléfono hasta que el operador telefónico de emergencias le pida que cuelgue.

El operador telefónico de emergencias le hará algunas preguntas importantes, como su localización exacta, de modo que puedan enviarle ayuda médica rápidamente y al lugar exacto. Si está llamando desde un teléfono móvil, sea muy específico con su localización. El operador telefónico de emergencias podría darle instrucciones e indicarle los pasos de la RCP hasta que llegue ayuda especializada y asuma el control.

Responder a las preguntas del operador no retrasará la llegada de la ayuda. Si puede, ponga el teléfono en modo altavoz o llévese el teléfono consigo para que pueda estar junto a la persona mientras habla con el operador.

La obstrucción en el adulto

Puntos de aprendizaje

Al término de esta sección, podrá

- Debatir cuándo y cómo ayudar a un adulto con obstrucción
- Indicar los signos de obstrucción
- Demostrar cómo ayudar a un adulto con obstrucción

Definiciones y factores importantes

Un problema de obstrucción se produce cuando algún alimento u otro objeto queda atascado en la vía aérea. El objeto impide que el aire pase a los pulmones.

Algunas obstrucciones provocan un bloqueo leve de la vía aérea y otras causan un bloqueo grave de la vía aérea. Si es grave, debe actuar rápidamente para retirar el objeto y que la víctima pueda respirar.

Temas de la obstrucción en el adulto

1. Obstrucción leve o grave de la vía aérea
2. Cómo ayudar a un adulto con obstrucción grave de la vía aérea
3. Cómo ayudar a un adulto con obstrucción que no responde

Tema 1: Obstrucción leve o grave de la vía aérea

Evalúe la obstrucción y actúe

Guíese por la siguiente tabla para identificar si una persona sufre una obstrucción leve o grave de la vía aérea y qué debe hacer:

La obstrucción de la vía aérea es	Si alguien	¿Qué debe hacer?
Leve	<ul><li>Puede hablar o hacer ruidos</li><li>Tose ruidosamente</li></ul>	<ul><li>Sitúese junto a la víctima y deje que tosa</li><li>Si le preocupa la respiración de la víctima, llame al número local de emergencias</li></ul>
Grave	<ul><li>No puede respirar, hablar ni hacer ruidos *o*</li><li>Tiene tos silenciosa *o*</li><li>Realiza el signo de obstrucción</li></ul>	<ul><li>Actúe rápidamente</li><li>Siga estos pasos para ayudar a un adulto con obstrucción grave de la vía aérea</li></ul>

Signo de obstrucción

Si alguien no puede respirar por una obstrucción, podría indicárselo con el signo de obstrucción (agarrarse el cuello con una o ambas manos) (Figura 13).

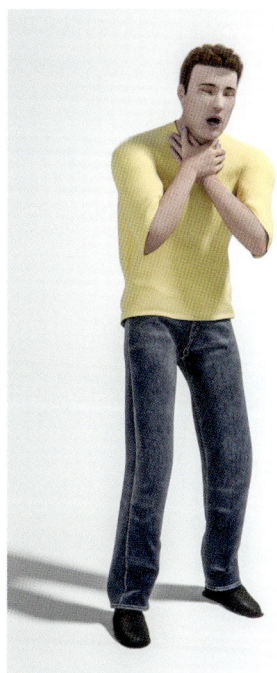

Figura 13. El signo de obstrucción: agarrarse el cuello con una o ambas manos.

Tema 2: Cómo ayudar a un adulto con obstrucción grave de la vía aérea

Definiciones y factores importantes

Ante una obstrucción grave de la vía aérea en un adulto, hay que comprimir ligeramente por encima del ombligo. Estas compresiones se denominan *compresiones abdominales* o *maniobra de Heimlich*. Con cada compresión, se empuja aire desde los pulmones como una tos. De esta forma, el objeto que obstruye la vía aérea puede moverse o salir expulsado.

Cualquier persona a la que le hayan practicado compresiones abdominales debe acudir lo antes posible a un profesional de la salud.

Acción: Ayudar a un adulto con obstrucción grave de la vía aérea

Siga estos pasos para ayudar a un adulto con obstrucción grave de la vía aérea (Figura 14):

Paso	Acción
1	Si cree que una persona sufre una obstrucción, pregúntele: "¿Se está atragantando?".
2	Si asiente con la cabeza, dígale que lo va a ayudar.
3	Arrodíllese o póngase detrás de la víctima (dependiendo de su propio tamaño y el de la víctima). Rodéelo desde atrás con los brazos en torno a la cintura, de tal forma que sus manos queden delante.
4	Cierre una mano en puño.
5	Coloque el puño (por la parte del pulgar) ligeramente por encima del ombligo y bastante por debajo del esternón.
6	Sujete el puño con la otra mano y comprima rápido y hacia arriba en el abdomen.
7	Realice compresiones hasta que el objeto salga expulsado y la persona pueda respirar, toser o hablar, o hasta que deje de responder.

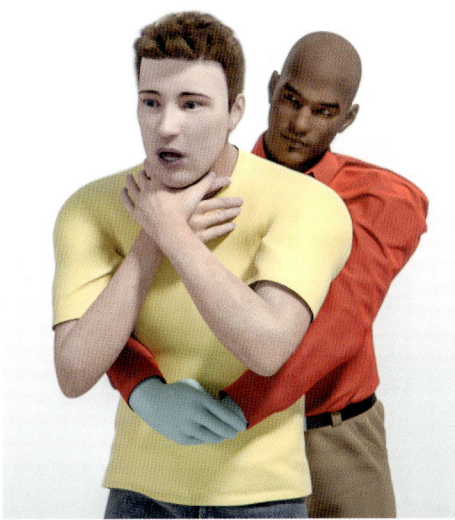

Figura 14. Ayuda a alguien con obstrucción.

Acción: Ayudar a una persona de constitución grande o a una embarazada con obstrucción

Si alguien sufre una obstrucción y se halla en avanzado estado de gestación o es una persona de constitución muy grande, administre compresiones en el pecho, en lugar de compresiones en el abdomen (Figura 15).

Siga los mismos pasos, pero coloque los brazos y las manos en un lugar diferente. Rodee por las axilas y coloque las manos sobre la mitad inferior del esternón. Tire hacia atrás cuando realice las compresiones torácicas.

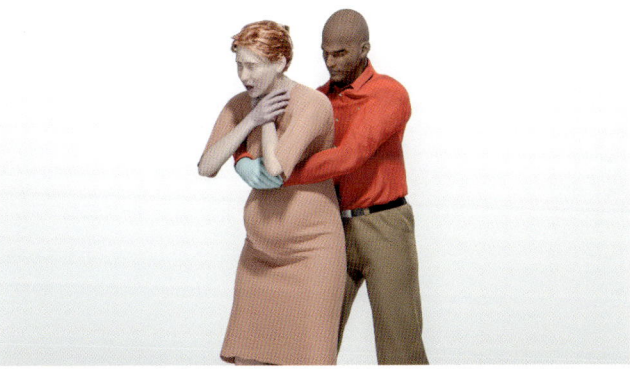

Figura 15. Compresiones torácicas en una persona de constitución grande o una embarazada con obstrucción.

Tema 3: Cómo ayudar a un adulto con obstrucción que no responde

Definiciones y factores importantes

Si no logra que salga el objeto que obstruye la vía aérea, la víctima dejará de responder. Practique siempre la RCP a cualquier persona que no responda y no respire con normalidad o solo jadee o boquee.

Acción: Ayudar a un adulto con obstrucción que no responde

Siga estos pasos para auxiliar a un adulto con obstrucción que no responde:

Paso	Acción
1	Pida ayuda.
2	Llame o pida a alguien que llame al número local de emergencias y que consiga un DEA. Ponga el teléfono en modo altavoz para que pueda hablar con el operador telefónico de emergencias.
3	Asegúrese de que la persona está tendida sobre una superficie firme y plana.
4	Practique la RCP empezando con compresiones.
5	Tras cada serie de 30 compresiones, abra la vía aérea para dar ventilaciones.
6	Mire dentro de la boca. Si ve algún objeto en la boca, sáquelo.
7	Realice 2 ventilaciones y, a continuación, repita 30 compresiones.
8	Continúe la RCP hasta que llegue el DEA, llegue ayuda especializada y asuma el control o hasta que la víctima responda.

Apartado 2
RCP y DEA en niños:
Compresiones y ventilaciones

Puntos de aprendizaje

Al término de esta sección, podrá

- Describir los pasos necesarios para realizar la RCP en un niño
- Realizar la RCP en un niño
- Describir el modo de utilizar un DEA en un niño
- Usar un DEA cuando se encuentre disponible para un niño que precise RCP

Definiciones y factores importantes

La RCP consiste en comprimir fuerte y rápido el pecho y alternar con ventilaciones. Se realiza cuando el corazón ha dejado de bombear sangre.

Para este curso, por niño se entiende cualquier menor cuya edad esté comprendida entre 1 año y la pubertad. Los signos de pubertad incluyen la presencia de vello en el pecho o en las axilas en varones y desarrollo mamario en mujeres. En caso de duda de si tratar a alguien como adulto o niño, trátelo como si fuese un adulto.

Un niño que *responde* es aquel que se mueve, habla, parpadea o reacciona de alguna otra forma cuando se lo golpea suavemente y se le pregunta si se encuentra bien. Un niño que *no responde* no hace nada cuando se lo golpea suavemente y se le pregunta si se encuentra bien.

Temas de RCP y DEA en niños

1. Pasos previos a la RCP
2. Realizar compresiones
3. Realizar ventilaciones
4. Cómo usar un DEA
5. Repaso

Cadena de supervivencia pediátrica

La cadena de supervivencia pediátrica de la AHA (Figura 16) muestra las acciones más importantes necesarias para tratar un paro cardíaco en niños cuando ocurre fuera del hospital.

Durante este curso aprenderá los 3 primeros eslabones de la cadena. El cuarto y quinto eslabón son cuidados avanzados proporcionados por el personal de emergencias y profesionales hospitalarios que asumirán la atención médica.

Primer eslabón	Prevenir la lesión y el paro cardíaco súbito es un primer paso importante para salvar la vida de los niños.
Segundo eslabón	Cuanto antes se inicie la RCP de alta calidad para un niño con un paro cardíaco, más posibilidades de supervivencia habrá.
Tercer eslabón	Llamar al número local de emergencias tan pronto como sea posible para que el niño pueda ser atendido rápidamente mejora el resultado.

Recuerde que los segundos cuentan cuando un niño sufre un paro cardíaco. Donde quiera que esté, actúe. La cadena de supervivencia pediátrica comienza con usted.

Figura 16. Cadena de supervivencia pediátrica de la AHA para un paro cardíaco extrahospitalario.

Tema 1: Pasos previos a la RCP

Los problemas respiratorios a menudo causan paro cardíaco en niños

El corazón de los niños suele estar sano. A menudo, los paros cardíacos en niños tienen su origen en problemas respiratorios. También puede deberse a ahogamiento, lesión grave, intoxicación y otros problemas que provocan un aporte bajo de oxígeno al organismo. Por tanto, en el caso de la RCP en niños, es muy importante que realice ventilaciones además de las compresiones.

En la cadena de supervivencia pediátrica, la prevención del paro cardíaco es una de las cosas más importantes que puede hacer. Esto incluye la prevención del ahogamiento, atragantamiento y otros problemas respiratorios.

Definiciones y factores importantes

Es importante saber cuándo se ha de realizar la RCP.

Si un niño no responde ni respira o solo jadea o boquea, necesita practicarle la RCP.

En caso de duda, hágalo igualmente. Si el corazón de un niño se detiene, no sobrevivirá a menos que alguien le realice la RCP lo más rápidamente posible.

Acción: Comprobar que la escena sea segura

Antes de realizar la RCP, compruebe que la escena sea segura. Fíjese en cualquier circunstancia a su alrededor que pudiera dañarlo a usted o al niño. Es importante cerciorarse de que usted y el niño se encuentran en un lugar seguro antes de intentar ayudar. Lo último que desea es convertirse usted también en víctima.

Acción: Golpear suavemente a la víctima y dirigirse a ella en voz alta

Compruebe si el niño responde (Figura 17). Golpéelo suavemente y pregunte en voz alta: "¿Estás bien? ¿Estás bien?" Si no se mueve, no habla, no parpadea, ni reacciona de ninguna otra forma, significa que no responde.

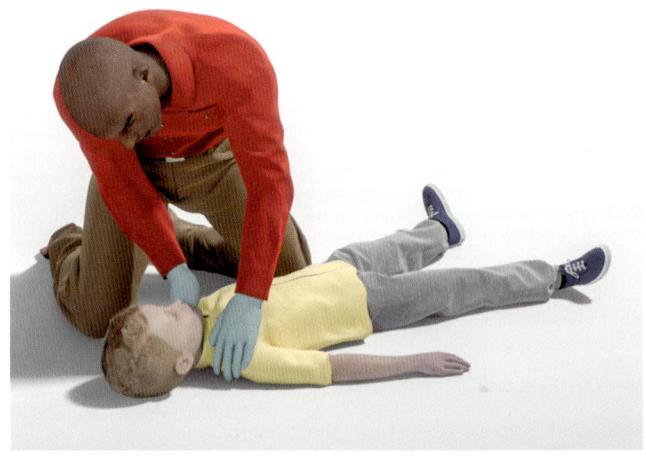

Figura 17. Golpee suavemente a la víctima y diríjase a ella en voz alta.

Acción: Pedir ayuda Pida ayuda (Figura 18). Exclame algo como "¡Ayuda! ¡Necesito ayuda!"

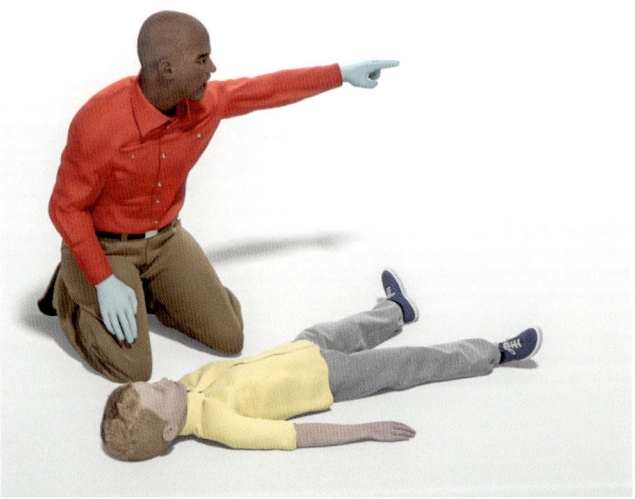

Figura 18. Pida ayuda.

Acción: Llamar al número local de emergencias y conseguir un DEA

Si acude alguien al pedir ayuda, dígale a esa persona que llame al número local de emergencias y que consiga un DEA. Si está solo y tiene un teléfono móvil, llame al número local de emergencias y ponga el teléfono en modo altavoz. Si está solo y no tiene un teléfono móvil, realice 5 ciclos de 30 compresiones y 2 ventilaciones antes de dejar al niño para llamar al número local de emergencias y conseguir un DEA si hay alguno cerca. Utilice un DEA en cuanto tenga uno.

Acción: Comprobar la respiración

Si el niño no responde, compruebe la respiración (Figura 19). Mire desde la cabeza hasta el pecho para ver si el niño está respirando. Compruebe durante al menos 5 segundos pero no más de 10. Si el niño no respira o solo jadea o boquea, es necesario iniciar la RCP.

Cuando un niño jadea o boquea, generalmente parece que toma aire muy rápido. Podría abrir la boca y mover la mandíbula, la cabeza o el cuello. Los jadeos o boqueos pueden parecer respiraciones forzadas o débiles, y podría pasar un tiempo entre una y otra, ya que suelen darse con una frecuencia baja. Pueden sonar como un resoplido, ronquido o gemido. El jadeo o boqueo no es una respiración normal. Es un signo de paro cardíaco en un niño que no responde.

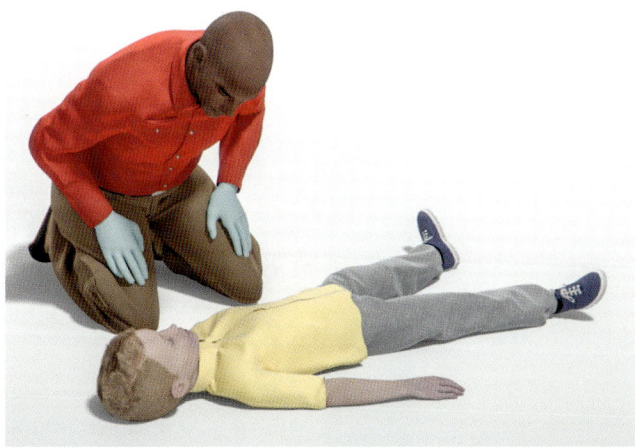

Figura 19. Compruebe la respiración.

Tema 2: Realizar compresiones

Definiciones y factores importantes

Cuando realice compresiones, comprima fuerte y rápido el centro del pecho. Esta es la parte más importante de la RCP. Las compresiones torácicas provocan el bombeo de la sangre al cerebro y al corazón.

A menudo, no se comprime lo bastante fuerte por temor a lastimar al niño. Si el corazón de un niño se detiene, no sobrevivirá a menos que alguien le realice la RCP lo más rápidamente posible. Hay que comprimir con fuerza. Es mejor comprimir demasiado fuerte que con fuerza insuficiente. Lo que usted haga siempre será de ayuda.

Si no es capaz de comprimir unos 5 cm (2 pulgadas) (o al menos un tercio de la profundidad del pecho) con 1 mano, utilice las 2 manos. Una mano no es mejor que dos, ni al contrario. Haga lo que sea necesario para comprimir unos 5 cm (2 pulgadas) o al menos un tercio de la profundidad del pecho.

Acción: Realizar compresiones

Siga estos pasos para realizar las compresiones:

Paso	Acción
1	Asegúrese de que el niño está tendido de espaldas en una superficie plana y firme.
2	Quite la ropa.
3	Coloque la base de una mano en la mitad inferior del esternón. Si usa las 2 manos, ponga la base de una mano encima de la otra.
4	Comprima **al menos 5 cm (2 pulgadas)** a una frecuencia de **100 a 120 compresiones por minuto**. Cuente las compresiones en voz alta.
5	Tras cada compresión, deje que el **pecho vuelva** a su posición normal.

Acción: Turnarse

Realizar compresiones es importante y hacerlo bien es agotador. Cuanto más cansado esté, menos efectivas serán. Si hay alguien más que sepa cómo realizar compresiones, túrnense. Cambien las funciones cada 2 minutos; háganlo rápidamente para no interrumpir las compresiones. Trabajen recordándose mutuamente que deben comprimir **unos 5 cm (2 pulgadas) (o al menos un tercio de la profundidad del pecho)** y a una frecuencia de **100 a 120 compresiones por minuto**, y dejando que el **pecho vuelva** a su posición normal tras cada compresión.

Tema 3: Realizar ventilaciones

Definiciones y factores importantes

En niños, el paro cardíaco se debe a menudo a problemas respiratorios y de otro tipo que provocan un aporte bajo de oxígeno al organismo. Por tanto, en el caso de la RCP en niños, es muy importante que realice ventilaciones además de las compresiones.

Después de cada serie de 30 compresiones tendrá que realizar 2 ventilaciones. La administración de ventilaciones de boca a boca es una forma rápida y eficaz de proporcionar el oxígeno tan necesario a un niño que no responde ni respira.

Cuando administre ventilaciones, debe insuflar una cantidad de aire suficiente para hacer que el pecho se eleve. En niños pequeños no será necesario que insufle tanto aire como para niños mayores. Cuando el pecho se eleve, significará que el niño ha recibido suficiente aire.

Acción: Abrir la vía aérea

Antes de las ventilaciones, abra la vía aérea (Figura 20). Esto levanta la lengua de la parte posterior de la garganta para asegurar que las ventilaciones introducen aire en los pulmones. Siga estos pasos para abrir la vía aérea:

Paso	Acción
1	Ponga una mano en la frente y los dedos de la otra mano en el hueso del mentón del niño.
2	Extienda la cabeza hacia atrás y levante el mentón.

Evite presionar en la parte blanda del cuello ni bajo el mentón, porque la vía aérea podría bloquearse.

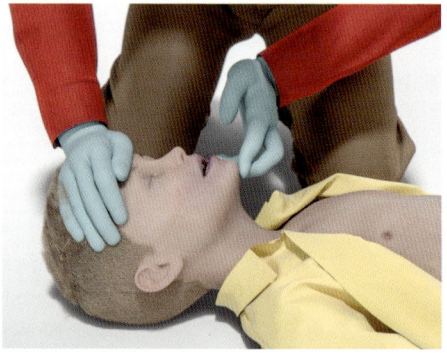

Figura 20. Abra la vía aérea extendiendo la cabeza y elevando el mentón.

Acción: Realizar ventilaciones

Siga estos pasos para realizar las ventilaciones en un niño:

Paso	Acción
1	Mantenga abierta la vía aérea del niño.
2	Cierre la nariz con los dedos índice y pulgar. Inspire normalmente. Cubra la boca del niño con su boca (Figura 21).
3	**Realice 2 ventilaciones** (ventile durante 1 segundo en cada una). Observe si el **pecho se eleva** con cada ventilación.

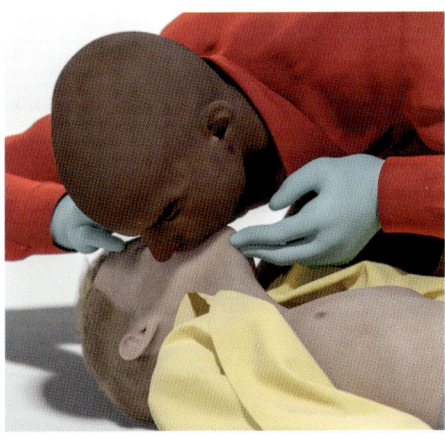

Figura 21. Cubra la boca del niño con su boca.

Qué hacer si el pecho no se eleva

Si realiza una ventilación y no aprecia elevación torácica, vuelva a abrir la vía aérea llevando la cabeza a su posición normal. A continuación, abra la vía nuevamente extendiendo la cabeza y elevando el mentón. Repita la ventilación. Compruebe que hay elevación del pecho.

No deje de realizar las compresiones durante más de 10 segundos para administrar las 2 ventilaciones. Si el pecho no se eleva al cabo de 10 segundos, repita las compresiones fuertes y rápidas en el centro del pecho.

Tema 4: Cómo usar un DEA

Definiciones y factores importantes

La RCP combinada con el uso de un DEA proporciona la mayor probabilidad de salvar una vida. Si es posible, utilice un DEA cada vez que practique la RCP.

Los DEA se pueden usar para niños y lactantes, al igual que para adultos. Algunos DEA incluyen parches de desfibrilación pediátricos o un adaptador pediátrico. Si un DEA tiene parches de desfibrilación pediátricos o un adaptador pediátrico, úselos en niños de entre 1 y 8 años de edad. En caso de niños mayores de 8 años de edad, utilice los parches de desfibrilación para adulto. Si el DEA no tiene parches de desfibrilación pediátricos o un adaptador pediátrico, utilice los parches de desfibrilación para adulto.

Los DEA son seguros, precisos y fáciles de usar. Una vez encendido el DEA, siga las indicaciones. El DEA comprobará si el niño necesita una descarga y administrará una automáticamente o le dirá cuándo administrar una.

Para usar un DEA, enciéndalo pulsando el botón de encendido o levantando la tapa (Figura 22). Una vez encendido, el DEA le dirá todo lo que debe hacer.

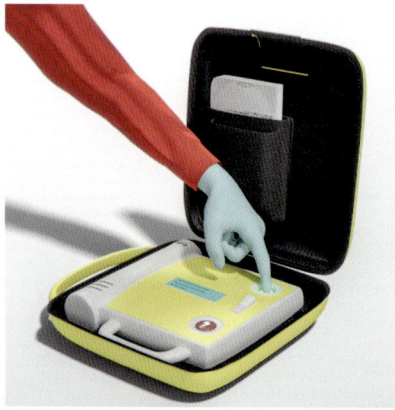

Figura 22. Un DEA.

Acción: Colocar los parches de desfibrilación

Muchos DEA tienen parches de desfibrilación para adultos y un adaptador pediátrico para niños y lactantes. Utilice los parches de desfibrilación pediátricos si el niño tiene menos de 8 años. Si no dispone de parches de desfibrilación pediátricos, utilice parches de desfibrilación para adulto. Use los parches para adultos si el niño tiene 8 años o más.

Quite el papel protector del parche. Siga la colocación de los parches como se muestra en las imágenes de los parches o del paquete. Coloque los parches sobre el pecho desnudo del niño (Figura 23).

Ponga los parches en el pecho de forma que no se toquen entre sí. Si el pecho del niño es pequeño, tendrá que poner un parche en el pecho y otro en la espalda.

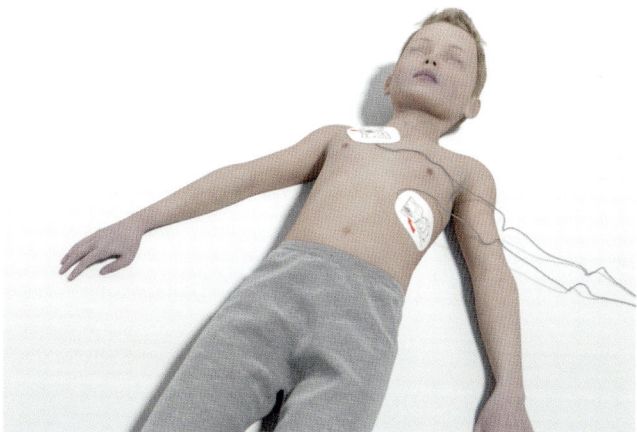

Figura 23. Coloque los parches sobre el niño según las imágenes que se muestran en los parches.

Acción: Alejarse del niño si se recomienda una descarga

Deje que el DEA compruebe el ritmo cardíaco. Si el DEA recomienda una descarga, le advertirá que no toque al niño. En ese caso, diga en voz alta "Aléjense". Antes de pulsar el botón de descarga, asegúrese de que nadie está tocando al niño (Figura 24).

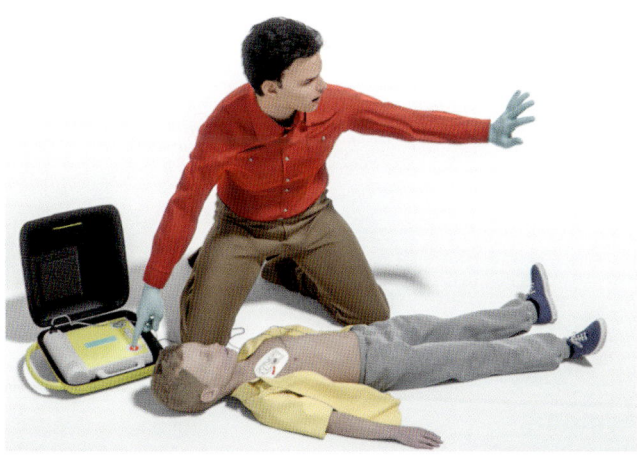

Figura 24. Antes de pulsar el botón de descarga, asegúrese de que nadie está tocando al niño.

Pasos para utilizar un DEA en un niño

Use el DEA tan pronto como esté disponible. Estos son los pasos para utilizar un DEA en un niño:

Paso	Acción
1	Encienda el DEA y siga las instrucciones. ■ Enciéndalo levantando la tapa o pulsando el botón de encendido (Figura 22). ■ Siga las indicaciones que le dirán todo lo que debe hacer.
2	Coloque los parches de desfibrilación. ■ Utilice los parches de desfibrilación pediátricos si el niño tiene menos de 8 años. Si no dispone de parches de desfibrilación pediátricos, utilice parches de desfibrilación para adulto. ■ Utilice parches de desfibrilación para adulto si el niño tiene 8 años o más. ■ Quite el papel protector del parche. ■ Siguiendo los dibujos de los parches, colóquelos en el pecho desnudo del niño (Figura 23). Asegúrese de que los parches no estén en contacto entre sí.
3	Deje que el DEA compruebe el ritmo cardíaco. ■ Diga en voz alta "Aléjense" y asegúrese de que nadie está tocando al niño. ■ El DEA comprobará el ritmo cardíaco. ■ Si no es necesaria una descarga, reinicie la RCP.
4	Pida a los presentes que se aparten y administre una descarga si es necesario (Figura 24). ■ Diga en voz alta "Aléjense" y asegúrese de que nadie está tocando al niño.

Acción: Continuar realizando la RCP y usando el DEA

En cuanto el DEA administre la descarga, prosiga inmediatamente con las compresiones torácicas. Continúe siguiendo las indicaciones del DEA que lo guiarán en la reanimación.

Realice la RCP y use el DEA hasta que llegue ayuda especializada y asuma el control o hasta que el niño responda.

Acción: Utilización de un DEA en circunstancias especiales

Existen algunas situaciones especiales que podría tener que considerar antes de colocar los parches del DEA. Examine rápidamente al niño para comprobar si está en alguna de las siguientes situaciones *antes* de colocar los parches:

Si el niño	Acción
Está tendido sobre el agua	Traslade rápidamente al niño a una zona seca.
Está tendido sobre la nieve o en un pequeño charco	Puede usar el DEA (no es necesario que el pecho esté completamente seco).
Tiene agua sobre el pecho	Seque rápidamente el pecho antes de colocar los parches.
Tiene implantado un desfibrilador o un marcapasos	No coloque el parche del DEA directamente sobre el dispositivo implantado. Puede colocar el parche junto al dispositivo. Siga los pasos normales de manejo del DEA.
Tiene un parche de medicamento donde tiene que colocar el parche del DEA	No coloque el parche del DEA directamente sobre el parche de medicamento. Utilice guantes de protección y retire el parche de medicamento. Limpie la piel. Coloque los parches del DEA.

Tema 5: Repaso

Acción: Repaso

Siga estas indicaciones para repasar todos los pasos de la RCP en un niño:

Paso	Acción
1	Compruebe que la escena sea segura.
2	Golpee suavemente a la víctima y diríjase a ella en voz alta.
3	Pida ayuda.
4	Llame al número local de emergencias y consiga un DEA. ■ Si acude alguien para ayudar, dígale que llame al número local de emergencias y que consiga un DEA. ■ Si está solo y tiene un teléfono móvil, llame al número local de emergencias, ponga el teléfono en modo altavoz y consiga un DEA si lo hubiera. ■ Si está solo y no tiene un teléfono móvil, realice 5 ciclos de 30 compresiones y 2 ventilaciones; después, vaya a llamar al número local de emergencias y consiga un DEA. Vuelva con el niño y continúe con la RCP.
5	Compruebe la respiración. ■ Mire desde la cabeza hasta el pecho para ver si el niño está respirando. ■ Compruebe durante al menos 5 segundos pero no más de 10. ■ Si el niño no responde y no respira o solo jadea o boquea, **inicie la RCP**.
6	Realice 30 compresiones. ■ Asegúrese de que el niño está tendido de espaldas en una superficie plana y firme. ■ Quite la ropa. ■ Coloque la base de una mano en la mitad inferior del esternón. Si usa las 2 manos, ponga la base de una mano sobre la otra.

(continuación)

(continuación)

	■ Comprima **unos 5 cm (2 pulgadas) (al menos un tercio de la profundidad del pecho)** a una frecuencia de **100 a 120 compresiones por minuto**. ■ Tras cada compresión, deje que el **pecho vuelva** a su posición normal.
7	Abra la vía aérea. ■ Ponga la palma de una mano en la frente del niño y los dedos de la otra mano debajo del mentón. ■ Extienda la cabeza hacia atrás y levante el mentón para abrir la vía aérea.
8	Realice 2 ventilaciones. ■ Apriete la nariz para cerrarla, cubra la boca del niño con la suya y realice 2 ventilaciones (ventile durante 1 segundo aproximadamente en cada una). ■ Observe si el pecho se eleva con cada ventilación.
9	Después de 5 ciclos de 30 compresiones y 2 ventilaciones, si nadie ha llamado al número local de emergencias, deje al niño para llamar al número local de emergencias y conseguir un DEA. ■ Regrese con el niño y use el DEA tan pronto como disponga de él. Enciéndalo y siga las instrucciones. ■ Si no se dispone de un DEA, reinicie la RCP.
10	Continúe con los ciclos. ■ Continúe realizando los ciclos de 30 compresiones y 2 ventilaciones y utilizando el DEA hasta que llegue ayuda especializada y asuma el control o hasta que el niño responda.

La obstrucción en el niño

Puntos de aprendizaje

Al término de esta sección, podrá

- Debatir cuándo y cómo ayudar a un niño con obstrucción
- Indicar los signos de obstrucción
- Demostrar cómo ayudar a un niño con obstrucción

Definiciones y factores importantes

Un problema de obstrucción se produce cuando algún alimento u otro objeto queda atascado en la vía aérea. El objeto impide que el aire pase a los pulmones.

Algunas obstrucciones provocan un bloqueo leve de la vía aérea y otras causan un bloqueo grave de la vía aérea. Si es grave, debe actuar rápidamente para retirar el objeto y que el lactante pueda respirar.

Temas de la obstrucción en el niño

1. Obstrucción leve o grave de la vía aérea
2. Cómo ayudar a un niño con obstrucción grave de la vía aérea
3. Como ayudar a un niño con obstrucción que no responde

Tema 1: Obstrucción leve o grave de la vía aérea

Evalúe la obstrucción y actúe

Aquí se describe cómo evaluar si un niño tiene una obstrucción leve o grave de la vía aérea y qué debe hacer:

La obstrucción de la vía aérea es	Si el niño	¿Qué debe hacer?
Leve	- Puede hablar o hacer ruidos - Tose ruidosamente	- Sitúese junto al niño y deje que tosa - Si le preocupa la respiración del niño, llame al número local de emergencias
Grave	- No puede respirar, hablar ni hacer ruidos o - Tiene tos silenciosa o - Realiza el signo de obstrucción	- Actúe rápidamente - Siga los pasos para ayudar a un niño con obstrucción grave de la vía aérea

Signo de obstrucción

Si un niño no puede respirar por una obstrucción, podría indicárselo con el signo de obstrucción (agarrarse el cuello con una o ambas manos) (Figura 25).

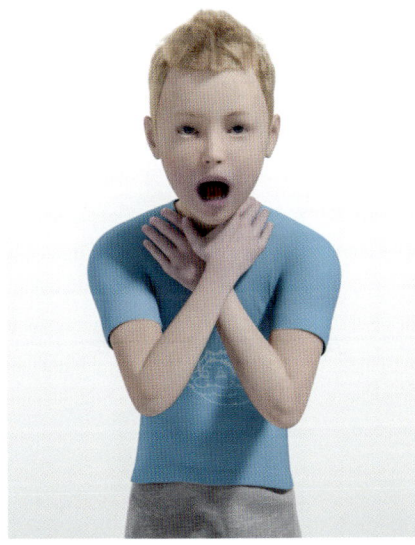

Figura 25. El signo de obstrucción: agarrarse el cuello con una o ambas manos.

Tema 2: Cómo ayudar a un niño con obstrucción grave de la vía aérea

Definiciones y factores importantes

Ante una obstrucción grave de la vía aérea en un niño, hay que comprimir ligeramente por encima del ombligo. Estas compresiones se denominan *compresiones abdominales* o *maniobra de Heimlich*. Con cada compresión, se empuja aire desde los pulmones como una tos. De esta forma, el objeto que obstruye la vía aérea puede moverse o salir expulsado.

Cualquier niño al que le hayan practicado compresiones abdominales debe acudir lo antes posible a un profesional de la salud.

Acción: Ayudar a un niño con obstrucción grave de la vía aérea

Siga estos pasos para ayudar a un niño con obstrucción grave de la vía aérea:

Paso	Acción
1	Si cree que un niño sufre una obstrucción, pregúntele: "¿Te estás atragantando? ¿Puedo ayudarte?"
2	Si el niño asiente con la cabeza, dígale que lo va a ayudar.
3	Arrodíllese o póngase detrás del niño (dependiendo de su propio tamaño y el del niño). Rodéelo desde atrás con los brazos en torno a la cintura, de tal forma que sus manos queden delante.
4	Cierre una mano en puño.
5	Coloque el puño (por la parte del pulgar) ligeramente por encima del ombligo y bastante por debajo del esternón.
6	Sujete el puño con la otra mano y comprima rápido y hacia arriba en el abdomen (Figura 26).
7	Realice compresiones hasta que el objeto salga expulsado y el niño pueda respirar, toser o hablar, o hasta que deje de responder.

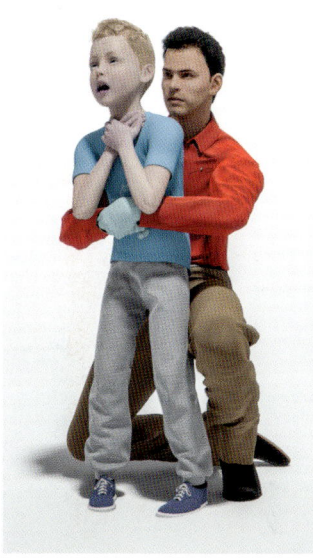

Figura 26. Realización de compresiones abdominales (maniobra de Heimlich).

Acción: Ayudar a un niño de constitución grande con obstrucción grave de la vía aérea

Si el niño con obstrucción es de constitución grande, administre compresiones en el pecho, en lugar de compresiones en el abdomen. Siga estos pasos para ayudar a un niño de constitución grande con obstrucción grave de la vía aérea:

Paso	Acción
1	Si no puede rodearle la cintura completamente con los brazos, realice compresiones en el pecho (compresiones torácicas) en lugar de en el abdomen.
2	Rodéelo por las axilas y coloque las manos sobre la mitad inferior del esternón.
3	Tire hacia atrás para realizar compresiones torácicas (Figura 27).

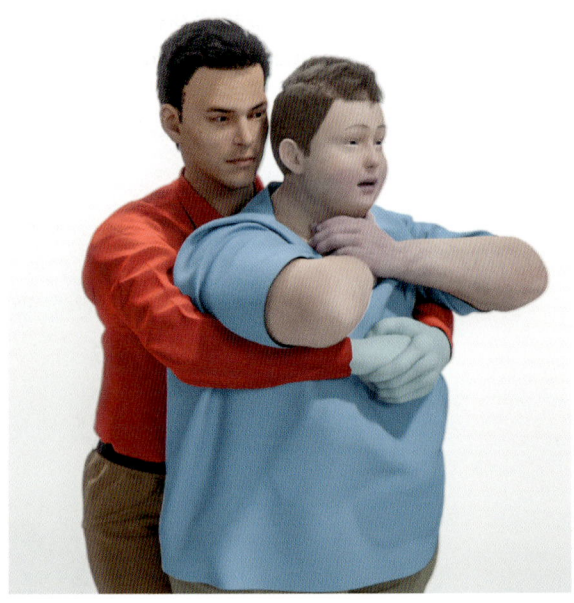

Figura 27. Realización de compresiones torácicas a un niño de constitución grande con obstrucción grave de la vía aérea.

Tema 3: Cómo ayudar a un niño con obstrucción que no responde

Definiciones y factores importantes

Si con las compresiones en el abdomen no logra extraer el objeto que obstruye la vía aérea, el niño dejará de responder.

Acción: Ayudar a un niño con obstrucción que no responde

Un niño con obstrucción que deja de responder necesita que se le realice una RCP de inmediato. Si está solo y no tiene teléfono móvil, es importante que practique primero 5 ciclos de 30 compresiones y 2 ventilaciones. Si nadie acude a ayudarlo y no tiene un teléfono a mano, deje al niño para ir a llamar al número local de emergencias y consiga un DEA si hay alguno cerca.

Siga estos pasos para ayudar a un niño con obstrucción grave que no responde:

Paso	Acción
1	Pida ayuda.
2	Llame o pida a alguien que llame al número local de emergencias y que consiga un DEA. Ponga el teléfono en modo altavoz para que pueda hablar con el operador telefónico de emergencias.
3	Asegúrese de que el niño está tendido en una superficie plana y firme.
4	Practique la RCP empezando con compresiones.
5	Tras cada serie de 30 compresiones, abra la vía aérea para dar ventilaciones.
6	Mire dentro de la boca (Figura 28). Si ve algún objeto en la boca, sáquelo.
7	Realice 2 ventilaciones y, a continuación, repita 30 compresiones.
8	Si, después de 5 ciclos de 30 compresiones y 2 ventilaciones, nadie ha llamado al número local de emergencias, deje al niño para llamar al número local de emergencias y conseguir el DEA.
9	Regrese con el niño y use el DEA si está disponible.
10	Si no dispone de un DEA, reinicie la RCP.
11	Continúe con la RCP y use el DEA hasta que llegue ayuda especializada y asuma el control o hasta que el niño responda.

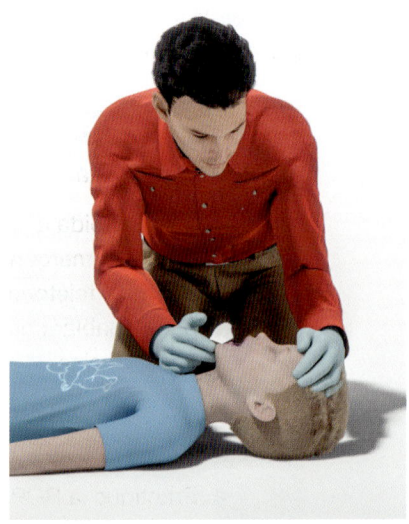

Figura 28. Abra bien la boca del niño y busque el objeto.

Apartado 3
RCP en lactantes: Compresiones y ventilaciones

Puntos de aprendizaje

Al término de esta sección, podrá

- Describir los pasos necesarios para realizar la RCP en un lactante
- Realizar la RCP en un lactante

Definiciones y factores importantes

La RCP consiste en comprimir fuerte y rápido el pecho y alternar con ventilaciones. Se realiza cuando el corazón ha dejado de bombear sangre.

Para este curso, por lactante se entiende cualquier persona de menos de 1 año de edad.

Se dice que un lactante *responde* si se mueve, hace sonidos, parpadea o reacciona de alguna forma cuando se lo golpea suavemente y se lo llama por su nombre. Se dice que un lactante *no responde* si no hace nada cuando se lo golpea suavemente y se le habla en voz alta.

Temas de RCP en lactantes

1. Pasos previos a la RCP
2. Realizar compresiones
3. Realizar ventilaciones
4. Repaso

Tema 1: Pasos previos a la RCP

Los problemas respiratorios a menudo causan paro cardíaco en lactantes

El corazón de los lactantes suele estar sano. A menudo, los paros cardíacos en lactantes tienen su origen en problemas respiratorios. También puede deberse a ahogamiento, lesión grave, intoxicación y otros problemas que provocan un aporte bajo de oxígeno. Por tanto, en el caso de la RCP en lactantes, es muy importante que realice ventilaciones además de las compresiones.

Definiciones y factores importantes

Es importante saber cuándo se ha de realizar la RCP. Si un lactante no responde ni respira, o solo jadea o boquea, necesita practicarle la RCP.

En caso de duda, hágalo igualmente. Si el corazón de un lactante se detiene, no sobrevivirá a menos que alguien le realice la RCP lo más rápidamente posible.

Acción: Comprobar que la escena sea segura

Antes de realizar la RCP, compruebe que la escena sea segura. Fíjese en cualquier circunstancia a su alrededor que pudiera dañarlo a usted o al lactante. Es importante cerciorarse de que usted y el lactante se encuentran en un lugar seguro antes de intentar ayudar. Lo último que desea es convertirse usted también en víctima.

Acción: Golpear suavemente a la víctima y dirigirse a ella en voz alta

Compruebe si el lactante responde. Toque el pie del lactante y diga su nombre en voz alta (Figura 29). Si no se mueve, no emite sonidos, no parpadea, ni reacciona de otra forma, significa que no responde.

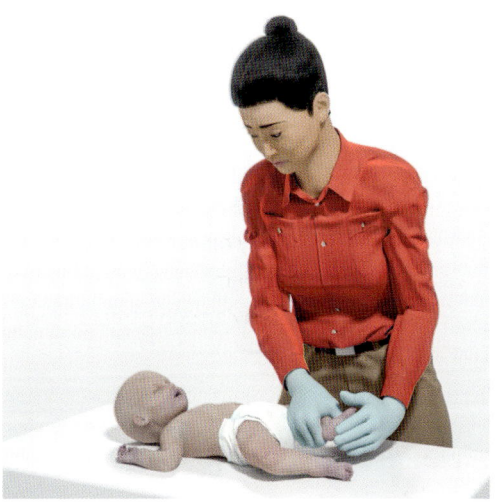

Figura 29. Golpee suavemente a la víctima y diríjase a ella en voz alta.

Acción: Pedir ayuda

Pida ayuda (Figura 30). Exclame algo como "¡Ayuda! ¡Necesito ayuda!"

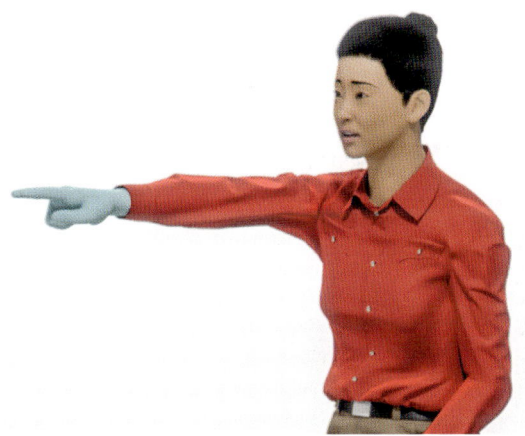

Figura 30. Pida ayuda.

Acción: Llamar al número local de emergencias y conseguir un DEA

Si acude alguien al pedir ayuda, dígale a esa persona que llame al número local de emergencias y que consiga un DEA. Si está solo y tiene un teléfono móvil, llame al número local de emergencias y ponga el teléfono en modo altavoz. Si está solo y no tiene teléfono móvil, es importante que practique primero 5 ciclos de 30 compresiones y 2 ventilaciones. Si nadie acude a ayudarlo y no tiene un teléfono a mano, deje al lactante tendido para ir a llamar al número local de emergencias y consiga un DEA si hay alguno cerca. Utilice un DEA en cuanto tenga uno.

Acción: Comprobar la respiración

Si el lactante no responde, compruebe la respiración (Figura 31). Mire desde la cabeza hasta el pecho para ver si el lactante está respirando. Compruebe durante al menos 5 segundos pero no más de 10. Si el lactante no respira o solo jadea o boquea, es necesario iniciar la RCP.

Cuando un lactante jadea o boquea, generalmente parece que toma aire muy rápido. Podría abrir la boca y mover la mandíbula, la cabeza o el cuello. Los jadeos o boqueos pueden parecer respiraciones forzadas o débiles, y podría pasar un tiempo entre una y otra, ya que suelen darse con una frecuencia baja. Pueden sonar como un resoplido, ronquido o gemido. El jadeo o boqueo no es una respiración normal. Se trata de un signo de paro cardíaco en un lactante que no responde.

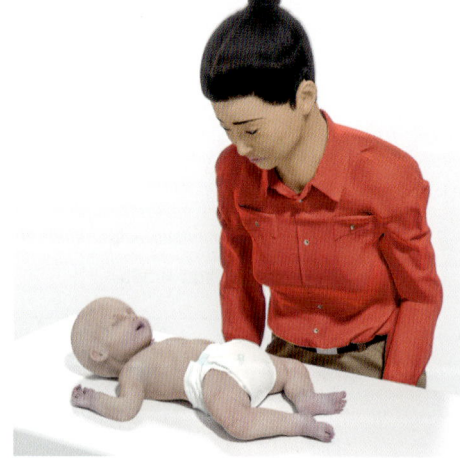

Figura 31. Compruebe la respiración.

Tema 2: Realizar compresiones

Definiciones y factores importantes

Cuando realice compresiones, comprima fuerte y rápido el centro del pecho. Esta es la parte más importante de la RCP. Las compresiones torácicas provocan el bombeo de la sangre al cerebro y al corazón.

A menudo, no se comprime lo bastante fuerte por temor a lastimar al lactante. Si el corazón de un lactante se detiene, no sobrevivirá a menos que alguien le realice la RCP lo más rápidamente posible. Hay que comprimir con fuerza. Es mejor comprimir demasiado fuerte que con fuerza insuficiente. Lo que usted haga siempre será de ayuda.

Acción: Realizar compresiones

En la RCP para lactantes, las compresiones se realizan solo con 2 dedos. Observe en la Figura 32 la colocación correcta de los dedos sobre el pecho del lactante. Ponga 2 dedos de 1 mano sobre el esternón, justo por debajo de la línea de los pezones. Comprima unos 4 cm (1 pulgada y media) (o al menos un tercio de la profundidad del pecho).

Siga estos pasos para realizar las compresiones:

Paso	Acción
1	Asegúrese de que el lactante está tendido de espaldas en una superficie plana y firme.
2	Quite la ropa.
3	Utilice 2 dedos de una mano para realizar las compresiones. Coloque los dedos sobre el esternón, justo por debajo de la línea de los pezones (Figura 32).
4	Comprima unos 4 cm (1 pulgada y media) (al menos un tercio de la profundidad del pecho) con una frecuencia de **100 a 120 compresiones por minuto**. Cuente las compresiones en voz alta.
5	Tras cada compresión, deje que el **pecho vuelva** a su posición normal.

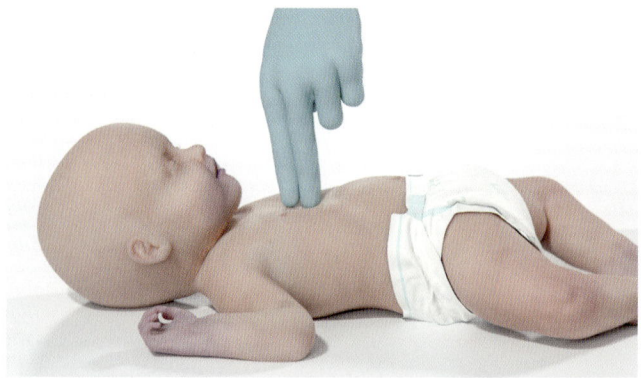

Figura 32. Utilice 2 dedos de 1 mano para realizar las compresiones. Coloque los dedos sobre el esternón, justo por debajo de la línea de los pezones. No comprima sobre el extremo del esternón.

Acción: Turnarse

Realizar compresiones es importante y hacerlo bien es agotador. Cuanto más cansado esté, menos efectivas serán. Si hay alguien más que sepa cómo realizar compresiones, túrnense. Cambien las funciones cada 2 minutos; háganlo rápidamente para no interrumpir las compresiones. Trabajen recordándose mutuamente que deben comprimir **unos 4 cm (1 pulgada y media) (o al menos un tercio de la profundidad del pecho)**, a una frecuencia de **100 a 120 compresiones por minuto** y dejando que el **pecho vuelva** a su posición normal tras cada compresión.

Tema 3: Realizar ventilaciones

Definiciones y factores importantes

En lactantes, el paro cardíaco se debe a menudo a problemas respiratorios y de otro tipo que provocan un aporte bajo de oxígeno al organismo. Por tanto, en el caso de la RCP en lactantes, es muy importante que realice ventilaciones además de las compresiones.

Después de cada serie de 30 compresiones tendrá que realizar 2 ventilaciones. La administración de ventilaciones de boca a boca es una forma rápida y eficaz de proporcionar el oxígeno tan necesario a un lactante que no responde ni respira.

Cuando administre ventilaciones, debe insuflar una cantidad de aire suficiente para hacer que el pecho se eleve. Cuando el pecho se eleve, significará que el lactante ha recibido suficiente aire.

Acción: Abrir la vía aérea

Antes de realizar las ventilaciones, abra la vía aérea (Figura 33). Esto levanta la lengua de la parte posterior de la garganta para asegurar que las ventilaciones introducen aire en los pulmones.

Abrir demasiado la vía aérea del lactante puede provocar que se *cierre*, haciendo más difícil que el aire entre. Siga estos pasos para asegurarse de que abre la vía aérea del lactante correctamente:

Paso	Acción
1	Ponga una mano en la frente y los dedos de la otra mano en el hueso del mentón del lactante.
2	Extienda la cabeza hacia atrás y levante el mentón.

Evite presionar en la parte blanda del cuello ni bajo el mentón, porque la vía aérea podría bloquearse. Además, no incline demasiado la cabeza hacia atrás. Esto podría cerrar también la vía aérea.

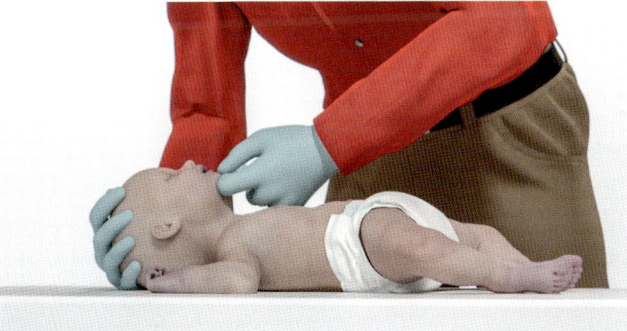

Figura 33. Abra la vía aérea extendiendo la cabeza y elevando el mentón.

Acción: Realizar ventilaciones

Siga estos pasos para realizar las ventilaciones en un lactante:

Paso	Acción
1	Mantenga abierta la vía aérea del lactante.
2	Inspire normalmente. Cubra la boca y la nariz del lactante con su boca (Figura 34).
3	**Realice 2 ventilaciones** (ventile durante 1 segundo en cada una). Observe si el **pecho se eleva** con cada ventilación.

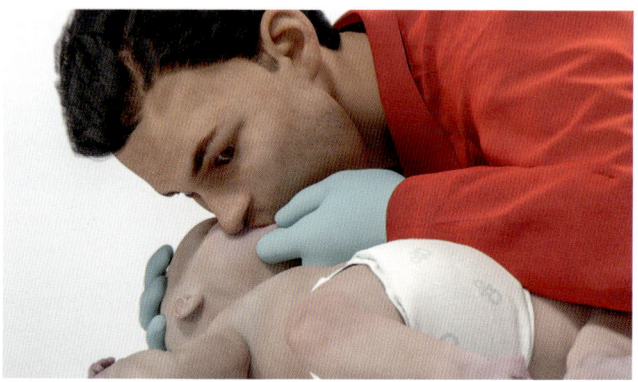

Figura 34. Cubra la boca y la nariz del lactante con su boca.

Realizar ventilaciones adecuadas

Si su boca es muy pequeña para abarcar la nariz y la boca del lactante, póngala sobre la nariz y realice las ventilaciones a través de ella. (Quizá deba tapar la boca del lactante para que el aire no se salga por ella).

Qué hacer si el pecho no se eleva

Si realiza una ventilación y no aprecia elevación torácica, vuelva a abrir la vía aérea llevando la cabeza a su posición normal. A continuación, abra la vía nuevamente extendiendo la cabeza y elevando el mentón. Repita la ventilación. Compruebe que hay elevación del pecho.

No deje de realizar las compresiones durante más de 10 segundos para administrar las 2 ventilaciones. Si el pecho no se eleva al cabo de 10 segundos, repita las compresiones fuertes y rápidas en el centro del pecho.

Cómo utilizar un DEA en un lactante

La RCP, tanto con compresiones como con ventilaciones, es lo más importante que puede hacer en el caso de un lactante con paro cardíaco. No retrase la RCP para conseguir un DEA en el caso de un lactante. Si alguien le trae un DEA, úselo en cuanto lo tenga a mano. Consulte la sección "Cómo usar un DEA" en "RCP y DEA en niños: Compresiones y ventilaciones" en el Apartado 2.

Tema 4: Repaso

Acción: Repaso Siga estas indicaciones para repasar todos los pasos de la RCP en un lactante:

Paso	Acción
1	Compruebe que la escena sea segura.
2	Golpee suavemente a la víctima y diríjase a ella en voz alta.
3	Pida ayuda.
4	Llame al número local de emergencias y consiga un DEA. ■ Si acude alguien para ayudar, dígale que llame al número local de emergencias y que consiga un DEA. ■ Si está solo y tiene un teléfono móvil, llame al número local de emergencias, ponga el teléfono en modo altavoz y consiga un DEA si lo hubiera. ■ Si está solo y no tiene un teléfono móvil, realice 5 ciclos de 30 compresiones y 2 ventilaciones; después, vaya a llamar al número local de emergencias y consiga un DEA.

(continuación)

(continuación)

5	Compruebe la respiración. ■ Mire desde la cabeza hasta el pecho para ver si el lactante está respirando. ■ Compruebe durante al menos 5 segundos pero no más de 10. ■ Si el lactante no responde y no respira o solo jadea o boquea, **inicie la RCP**.
6	Realice 30 compresiones. ■ El lactante debe estar tendido de espaldas en una superficie plana y firme. ■ Quite la ropa. ■ Utilice 2 dedos de 1 mano para realizar las compresiones. Coloque los dedos sobre el esternón, justo por debajo de la línea de los pezones. ■ Comprima unos 4 cm (1 pulgada y media) (o al menos un tercio de la profundidad del pecho). ■ Comprima a una frecuencia de 100 a 120 compresiones por minuto. Cuente las compresiones en voz alta. ■ Deje que el pecho vuelva a su posición normal tras cada compresión.
7	Abra la vía aérea. ■ Ponga la palma de una mano en la frente del lactante y los dedos de la otra mano debajo del mentón. ■ Extienda la cabeza hacia atrás y levante el mentón para abrir la vía aérea.
8	Realice 2 ventilaciones. ■ Cubra la nariz y la boca del lactante con su boca y realice 2 ventilaciones (ventile durante 1 segundo aproximadamente en cada una). ■ Observe si el pecho se eleva con cada ventilación.

(continuación)

(continuación)

9	Después de 5 ciclos de 30 compresiones y 2 ventilaciones, si nadie ha llamado al número local de emergencias, deje al lactante tendido para llamar al número local de emergencias y conseguir un DEA. ■ Regrese con el lactante y use el DEA tan pronto como disponga de él. Enciéndalo y siga las instrucciones. ■ Si no se dispone de un DEA, reinicie la RCP.
10	Continúe con los ciclos. ■ Continúe realizando los ciclos de 30 compresiones y 2 ventilaciones y utilizando el DEA hasta que llegue ayuda especializada y asuma el control o hasta que el lactante responda. ■ Si el lactante no presenta lesiones, lléveselo consigo a llamar al número local de emergencias.

La obstrucción en el lactante

Puntos de aprendizaje

Al término de esta sección, podrá

- Debatir cuándo y cómo ayudar a un lactante con obstrucción
- Indicar los signos de obstrucción
- Demostrar cómo ayudar a un lactante con obstrucción

Definiciones y factores importantes

Un problema de obstrucción se produce cuando algún alimento u otro objeto queda atascado en la vía aérea. El objeto puede bloquear la vía aérea e impedir que llegue aire a los pulmones.

Algunas obstrucciones provocan un bloqueo leve de la vía aérea y otras causan un bloqueo grave de la vía aérea. Si es grave, debe actuar rápidamente para retirar el objeto y que el lactante pueda respirar.

Temas de la obstrucción en el lactante

1. Obstrucción leve o grave de la vía aérea
2. Cómo ayudar a un lactante con obstrucción grave de la vía aérea
3. Cómo ayudar a un lactante con obstrucción que no responde

Tema 1: Obstrucción leve o grave de la vía aérea

Evalúe la obstrucción y actúe

Guíese por la siguiente tabla para identificar si un lactante sufre una obstrucción leve o grave de la vía aérea y qué debe hacer:

La obstrucción de la vía aérea es	Si el lactante	¿Qué debe hacer?
Leve	<ul><li>Puede emitir sonidos</li><li>Tose ruidosamente</li></ul>	<ul><li>Sitúese junto al lactante y deje que tosa</li><li>Si le preocupa la respiración del lactante, llame al número local de emergencias</li></ul>
Grave	<ul><li>No puede respirar ni hacer ruidos o</li><li>Tiene tos silenciosa</li></ul>	<ul><li>Actúe rápidamente</li><li>Siga los pasos para ayudar a un lactante con obstrucción grave de la vía aérea</li></ul>

Tema 2: Cómo ayudar a un lactante con obstrucción grave de la vía aérea

Definiciones y factores importantes

Si un lactante sufre una obstrucción grave de la vía aérea, dele palmadas en la espalda y comprímale en el pecho para que expulse el objeto. No realice compresiones abdominales a un lactante que presente una obstrucción grave de la vía aérea. La realización de compresiones en el abdomen del lactante puede causar daños graves.

Un profesional de la salud deberá examinar a los lactantes en los que se han practicado palmadas en la espalda y compresiones en el pecho.

Cómo ayudar a un lactante con obstrucción grave de la vía aérea

Siga estos pasos para ayudar a un lactante con obstrucción grave de la vía aérea:

Paso	Acción
1	Sujete al lactante en brazos y colóquelo boca abajo. Sostenga la cabeza y la mandíbula del lactante con la mano.
2	Dele 5 palmadas en la espalda con la base de la otra mano, entre los omóplatos (Figura 35A).
3	Si el objeto no sale tras las 5 palmadas, ponga boca arriba al lactante sujetándole la cabeza.
4	Realice 5 compresiones torácicas con los 2 dedos de la otra mano, comprimiendo en el mismo punto donde practica la RCP (Figura 35B).
5	Repita alternando hasta 5 palmadas en la espalda y 5 compresiones torácicas hasta que el lactante respire, tosa o llore, o hasta que deje de responder.

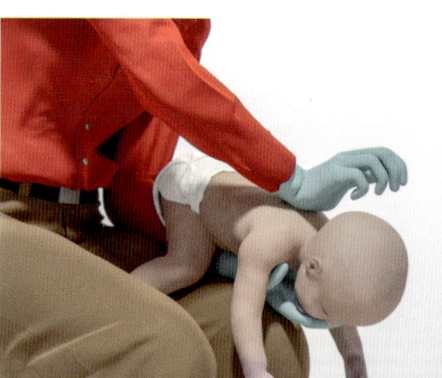

A

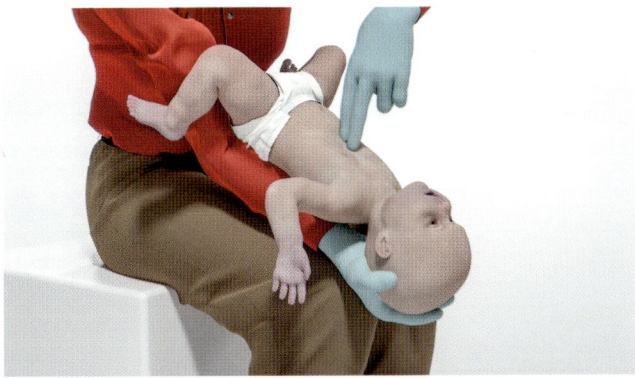

B

Figura 35. Cómo ayudar a un lactante con obstrucción grave de la vía aérea. **A**, Dar palmadas en la espalda. **B**, Realizar compresiones torácicas.

Tema 3: Cómo ayudar a un lactante con obstrucción que no responde

Definiciones y factores importantes

Si no logra que salga el objeto que obstruye la vía aérea, el lactante dejará de responder. Realice la RCP a un lactante que no responde y no respira o solo jadea o boquea.

Acción: Ayudar a un lactante con obstrucción que no responde

Un lactante que tiene una obstrucción grave de la vía aérea y que no responde necesita RCP inmediata.

Siga estos pasos para ayudar a un lactante con una obstrucción grave de la vía aérea que no responde:

Paso	Acción
1	Pida ayuda.
2	Llame o pida a alguien que llame al número local de emergencias y que consiga un DEA. Ponga el teléfono en modo altavoz para que pueda hablar con el operador telefónico de emergencias.
3	Asegúrese de que el lactante está tendido en una superficie firme y plana.
4	Practique la RCP empezando con compresiones.
5	Tras cada serie de 30 compresiones, abra la vía aérea para dar ventilaciones.
6	Mire dentro de la boca. Si ve algún objeto en la boca, sáquelo.
7	Realice 2 ventilaciones y, a continuación, repita 30 compresiones.
8	Si, después de 5 ciclos de 30 compresiones y 2 ventilaciones, nadie ha llamado al número local de emergencias, puede llevarse al lactante consigo para llamar al número local de emergencias y conseguir un DEA.
9	Continúe la RCP hasta que llegue el DEA, llegue ayuda especializada y asuma el control o hasta que el lactante responda.

Conclusión

Gracias por dedicar parte de su tiempo a asistir a este curso.

Es importante para salvar tantas vidas como sea posible a través de la RCP. Gracias por unirse a nosotros en esta misión.

Cuando alguien necesita la RCP, las compresiones fuertes y rápidas en el centro del pecho nunca causan daño y a menudo ayudan. Así pues, le animamos a que realice las compresiones. Y acuérdese de llamar al número local de emergencias. El operador telefónico de emergencias le recordará lo que tiene que hacer.

Póngase en contacto con la American Heart Association si desea obtener más información sobre la RCP, los DEA o los primeros auxilios. Visite **www.international.heart.org** para saber dónde se impartirá un curso en su región.